KB271581

살 빠지는 사람은
따로 있다

살 빠지는 사람은 따로 있다

1판 1쇄 인쇄 2014년 6월 30일
1판 1쇄 발행 2014년 7월 4일

지은이 강신익
펴낸이 고영수

기획편집 장선희 이선일 양춘미
경영기획 고병욱 | **마케팅** 유경민 김재욱 | **제작** 김기창
총무 문준기 노재경 송민진 | **관리** 주동은 조재언 신현민

펴낸곳 청림Life | **출판등록** 제2010-000315호
주소 135-816 서울시 강남구 도산대로 38길 11번지(논현동 63)
　　　413-756 경기도 파주시 교하읍 문발리 파주출판도시 518-6번지 청림아트스페이스
전화 02)546-4341 | **팩스** 02)546-8053
홈페이지 www.chungrim.com | **이메일** life@chungrim.com
블로그 cr_life.blog.me | **페이스북** www.facebook.com/chungrimlife
트위터 @chungrimLife

ⓒ 강신익, 2014

ISBN 978-89-97195-51-0 (13510)

* 책값은 뒤표지에 있습니다. 잘못된 책은 바꾸어 드립니다.
* 청림Life는 청림출판(주)의 논픽션·실용도서 전문 브랜드입니다.

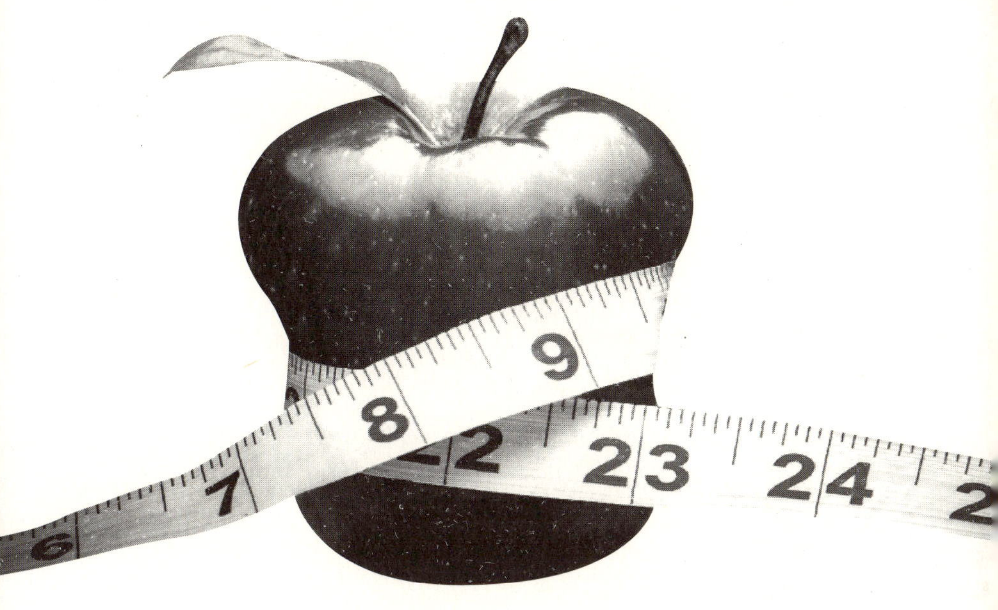

살 빠지는 사람은 따로 있다

"공복에 집착하라 그리고 즐겨라!"

강신익 지음

청림Life

비만은
생활습관병이다

글을 쓴다는 것은 막연한 두려움을 동반한다. 내가 쓴 글이 득(得)보다는 실(失)이 많은 공해가 되면 어떡하나 하는 마음에 처음에는 많이 주저했다. 하지만 비만을 진료한 지 10년이 넘어가면서 좀 더 자세한 얘기를 하고 싶어졌다.

비만은 생활습관병이다. 생활습관을 교정하고 잘못된 버릇을 고치지 않으면 절대로 해결되지 않는다. 그런데 일반적으로 알고 있는 비만에 대한 지식은 실제 진료 현장에서 볼 때 잘못된 것이 너무 많다. 미디어의 발달로 의료 지식이 홍수처럼 늘어났지만 정작 자신에게 맞는 정확하고 좋은 자료는 찾기가 어려워진 것이다. 그래서 환자를 첫 대면하는 초진 시간이 점점 늘어갔다.

나는 원래 말을 아주 빨리하거나 성격이 아주 급한 편이 아니다. 하지만 진료하면서 가끔 듣는 불평 중에 하나가 '말이 너무 빠르다'는 것이다. 한정된 시간에 더 많은 것을 설명하려는 욕심이 과유부족(過猶不足)이

된 것이다. 잠깐 동안의 진료보다 환자가 두고 볼 수 있는 설명이 필요하다고 느꼈다. 이것이 글을 써야 되겠다고 결심한 계기가 되었다.

진료실에서 환자에게 의료 상식을 전달하고 치료를 하기 위해서 환자에게 의학 지식을 교육하는 것을 '티칭(teaching)'이라고 한다. 이 티칭을 하기 위해서 한 가지씩 주제를 정해 글을 쓰기 시작했다. 그리고 이제 그 글들이 모여서 한 권의 책이 되었다.

글을 쓰면서 많은 양의 자료와 의서를 찾아보았다. 여러 한의사들의 경험을 음으로 양으로 수집하기도 했다. 하지만 가장 큰 도움이 되었던 것은 내가 진료했던 환자들의 경험이었다. 이 책 속에는 그들의 치료 과정과 경험 그리고 성공담과 실패담, 그것을 해결하는 과정 속에서 나온 많은 자료와 지식들이 모두 녹아 있다. 글을 시작하기에 앞서 그들에게 진심어린 감사의 인사를 보낸다. 이 책은 나 혼자 쓴 것이 아니라 나의 환자들과 함께 쓴 것이다.

보잘 것 없는 지식일 수도 있지만 이 책이 많은 사람들에게 도움이 되길 바란다. 이 책을 읽은 사람들이 어제보다 아름답고 건강한 내일을 살 수 있기를 바라며….

2014. 여름
강신익

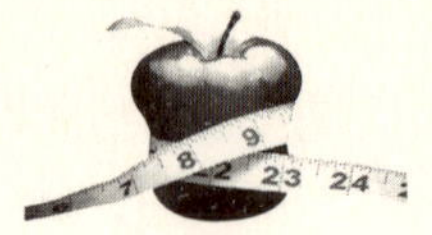

차례

| 서문 | 비만은 생활습관병이다 · **4**

1장
살찌는 사람은 따로 있다

할수록 살이 찌는 이상한 다이어트 · **11**
다이어트를 제대로 하고 있다는 착각 · **18**
살이 잘 빠지는 사람 vs 살이 안 빠지는 사람 · **24**
지금 내 몸은 지방 폭주 상태 · **32**
요요를 부르는 다이어트 내성 · **36**

2장
알아보자, 살 빠지는 다이어트 상식

진짜 다이어트에는 부작용이 없다 · **43**
채소도 많이 먹으면 살이 찐다 · **65**
홍삼도 먹으면 살이 찐다 · **68**
평소 식사량의 30%로 줄여야 살이 빠진다 · **71**

수단과 방법을 가리지 말고 먹는 것을 줄여라 · **75**

다섯 끼니를 먹어도 살찌지 않을 수 있다 · **81**

우리 몸은 원래 채식을 사랑한다 · **85**

대안이 없는 술을 끊어라 · **92**

발암물질 다이어트로 암에 걸린다 · **97**

커피가 다이어트를 망친다 · **101**

비만은 모든 병의 원인이다 · **106**

출산 후 찐 살이 가장 빼기 힘들다 · **110**

다이어트는 만병통치다 · **113**

다이어트 망치는 운동이 있다 · **118**

3장
따라 하자, 살 빠지는 사람들의 다이어트 습관

자신의 적정 체중을 알자 · **127**

꼼꼼하게 다이어트 일기를 쓰자 · **130**

사진 속 내 살이 진짜다 · **134**

맹물을 마시고 또 마시자 · **136**

시래기와 미역을 사랑하자 · **139**

허벅지 · 팔뚝에 자극을 주자 · **143**

발바닥에 자극이 가도록 걷자 · **148**

| **부록** | 한방 다이어트 · **155**

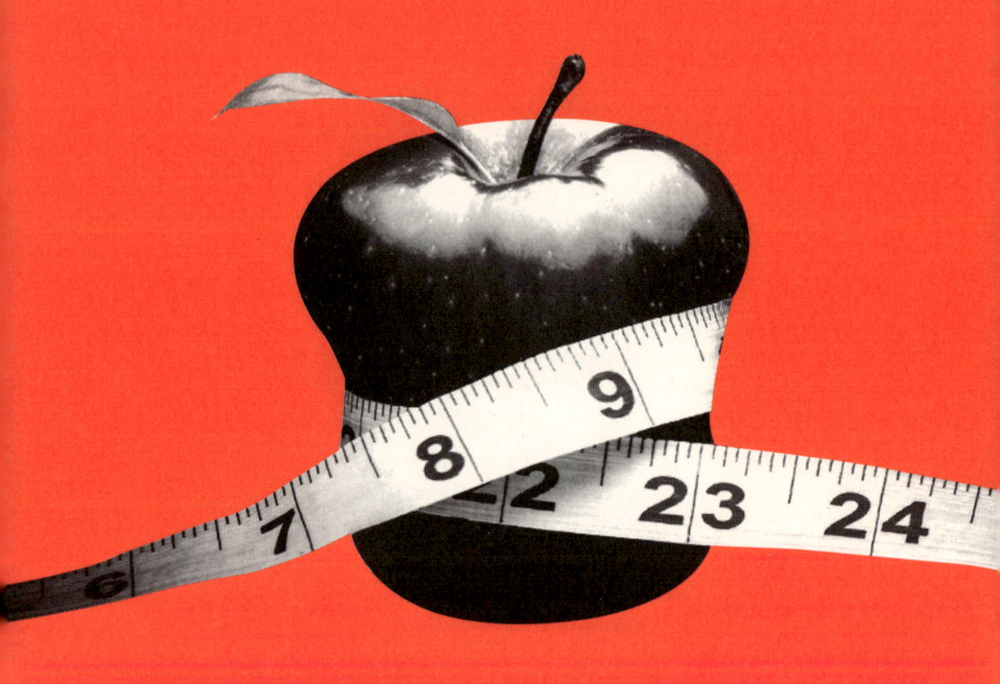

6
7
8
9
2
2
23
24

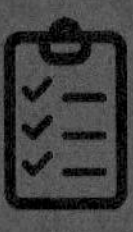

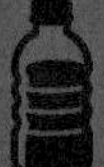

1장

살찌는 사람은
따로 있다

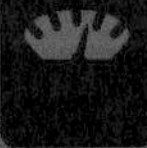

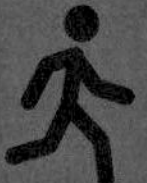

"제가 안 해본 다이어트가 없는데요."

이 한 문장은 참 많은 것을 의미한다.

다이어트 경험이 많아

몸은 다이어트에 내성이 생긴 상태라는 의미이고

머릿속은 정확하지 않는 다이어트 지식으로

가득 차 있다는 의미이며

그리고 단 한 번도 다이어트에 성공한 적이 없어

어떤 다이어트 효과도 불신하고 있는 상태를 의미한다.

이런 사람은 살을 빼기가 어렵다.

할수록 살이 찌는
이상한 다이어트

제대로 된 다이어트라고 하면 몸에 무리를 주지 않고 건강하게 살을 빼는 것을 떠올린다. 실제로 방송이나 인터넷을 보면 잘못된 방법으로 살을 빼다가 건강을 해치는 경우를 많이 접할 수 있다. 그래서 많은 사람들이 살을 빼다가 몸이 안 좋아지는 느낌이 들면 지레 겁을 먹는다. 그리고 건강이 더 중요하다는 이유를 대며 서둘러 중단하곤 한다. 하지만 나는 그들에게 이렇게 말하고 싶다. "다이어트의 최종 목적은 건강하게 살을 빼는 것이 아니다. 살을 빼서 건강해지는 것이다."

물론 정말로 잘못된 상식과 고집으로 살을 빼다가 건강을 해치는 경우도 있다. 하지만 정확한 다이어트 개념을 갖고 전문가의 도움을 받는다면 다이어트를 하며 건강을 해칠 가능성은 거의 없다.

흔히 건강한 다이어트를 위해 반드시 따라야 하는 대표적인 '4가지 원칙'이 있다고 이야기한다. 이 원칙을 다이어트 기본 상식이라고도 이야기하는데 불행히도 이는 잘못 알려진 경우가 많다. 여기에서는 다이어트를 시작하기 전 이 기본 상식을 올바르게 이해할 수 있도록 그래서 제대로 된 다이어트를 할 수 있도록 돕고자 한다.

충분히 많이 빼라 vs 조금씩 빼라

다이어트를 하다 보면 몸 상태를 고려하지 않고 건강 혹은 목숨을 해치면서까지 과도하게 체중을 감량하고 싶어 하는 경우가 있다. 이런 경우 때문에 많은 비만 전문가들이 살을 조금씩 빼라고 권한다.

그러나 이 말을 너무 의식하여 20kg쯤 빼야 적정 체중에 겨우 다다를 수 있는 사람이 15kg쯤 감량하고 스스로 충분하다며 다이어트를 멈춘다면 금세 요요 현상을 겪게 된다. 다이어트를 할 때 가장 두려운 상황인 요요 현상은 살을 충분히 빼지 않았기 때문에 생긴다.

충분히 살이 빠지지 않았다는 것은 몸이 완전히 변하지 않았다는 것, 특히 생활습관이 교정되지 않았다는 것을 의미한다. 그래서 전문가가 권유하는 목표 체중까지 충분히 감량하지 않으면 요요 현상으로 그동안의 노력이 모두 수포로 돌아갈 수 있다.

지금은 먹을 것이 풍요롭고, 생활이 편한 시대이기 때문에 누구나 언제나 살이 찔 수 있다. 그러므로 자기관리가 어려운 시기를 대비해서 살을 뺄 때 충분히 더 빼는 것이 오히려 더 좋다.

최대한 빠른 시간에 빼라 vs 천천히 빼라

살을 단시간에 빼면 몸이 변화하는 상황에 제대로 대처하지 못해 어지럼증, 일시적인 생리 불순, 탈모 증상 등이 나타나는 경우가 있다. 그래서 몸의 시스템이 변화를 감지할 수 있도록 천천히 살을 빼는 것이 좋다고 말한다. 충분히 맞는 말이다.

하지만 여기에 문제가 있다. 작심삼일. 보통의 사람은 처음과 똑같은 의지와 노력으로 계속해서 살을 빼지 못한다. 대부분 처음 3일은 정말 열심히 한다. 그리고 절반 정도는 한 달 정도까지 노력하기도 한다. 그 이상의 시간이 지나면 서서히 결심이 약해지면서 흐지부지하다가 결국 중단하게 된다.

또 다이어트 중에는 사회생활을 정상적으로 할 수 없다. 가리는 음식도 많고 먹는 유혹을 원천적으로 차단하기 위해 가급적 모임에 참석하지 않게 된다. 하지만 언제까지 모임을 모두 피하면서 다이어트만 하고 살 수는 없다. 그래서 한 번, 두 번 모임에 참석하게 되

살찌는 사람은 따로 있다

면 조심한다고 해도 완벽하게 다이어트를 할 수 없다. 그 결과 아무리 노력해도 체중의 변화가 없는 상태가 된다. 기운만 빠지고 살은 빠지지 않는 것이다.

이처럼 이론적으로는 천천히 살을 빼는 것이 맞지만 실제 현실에서는 무리가 따르더라도 단시간에 살을 빼는 것이 결과적으로 성공적인 다이어트를 할 수 있는 방법이다.

일단 굶어라 vs 절대로 굶지 마라

굶으면서 다이어트를 하면 몸이 최대한 영양분을 흡수하려는 힘이 강해지기 때문에 적은 양을 먹어도 오히려 살이 찌는 체질이 되고, 속만 버리게 되어 결과적으로 몸이 안 좋아진다고 말한다. 그래서 많은 사람들이 여러 영양분을 골고루 섭취하면서 다이어트를 하는 것을 권장한다.

하지만 이를 듣고 곧이곧대로 다이어트를 하다가는 평생 가도 살을 뺄 수 없다. 왜냐하면 이 주장에는 한 가지 간과한 것이 있기 때문이다. 바로 비만인 사람의 영양 상태인데 그들의 몸은 이미 영양분을 과다하게 섭취하여 몸에 쌓아둔 상태다. 지금 빼고 싶은 살이 바로 그 과도하게 섭취한 영양분으로 구성되어 있는 것이다. 그러니 어느 정도는 골고루 영양분을 섭취하지 않고 굶으며 다이어트를 하더라도 큰 무리가 없다.

그리고 굶는 것이 무조건 건강에 악영향을 끼치는 것은 아니다. 전문가의 지도하에 계획적으로 금식을 한다면 오히려 건강에 도움이 되는 경우가 많다. 굶어서 위장이 나빠지는 것이 아니라, 굶다가 폭식을 하는 경우가 위장을 상하게 한다. 수분만 제대로 섭취한다면 일정 기간의 금식 치료는 의료기관에서 중환자를 치료할 때 사용하는 방법일 정도로 건강에 해를 끼치는 방법이 아니다.

약물의 도움을 받아라 vs 약물은 절대 안 된다

다이어트의 최종 목표는 생활습관을 교정하여 살찌지 않는 몸을 만드는 것이다. 그런데 다이어트 약을 복용하는 경우 비교적 쉽게 살을 뺄 수 있다는 생각에 약에만 의존하며 다른 노력을 소홀히 하는 경우가 많다.

이렇게 되면 살은 잘 빠지지 않고 건강만 상하기 쉽다. 또 살이 빠지지 않으니 약을 과용하는 등 악순환에 빠지기도 한다. 미디어 등에서 보게 되는 심각한 다이어트 약 오용 사례가 바로 이런 경우다. 그래서 많은 사람들이 다이어트 약에 대해 부정적인 생각을 가지고 있다.

하지만 이미 비만으로 건강이 좋지 않은 사람들에게는 약물 치료가 필요한 경우가 많다. 비교적 많은 양의 몸무게를 온전히 생활습관을 교정하는 것만으로 감량하다 보면 노력만큼 감량이 되지 않는다. 그래서 다이어트를 시작했다가 쉽게 포기하고 요요 현상에 시달리는 과정이 반복된다. 이런 과정은 건강에 무리가 갈 수 있기 때문에 전문가의 지도 아래 자신의 비만 정도에 따라 약물을 비롯해 적절한 치료를 병행하는 것이 필요하다.

또한 다이어트 한약은 다이어트 알약과 같이 화학약이 아니고 단순히 살을 빼는 효과 외에도 신진대사를 돕고 부족한 것을 채워주는 보약 개념도 있기 때문에 다른 약물 치료보다 부작용이 적다. 특히 아직 성장을 해야 하는 나이가 어린 소아 비만이나, 나이가 많아 건강이 염려되는 노인 비만의 경우에 그 효과가 우수하다.

지금까지 우리가 알고 있는 대표적인 다이어트 상식을 정리해보았다. 대부분의 경우 그 상식이 틀리다기보다는 매우 소극적인 다이어트 방법이라고 할 수 있다. 문제는 이미 수많은 다이어트를 경험한 우리 몸은 이제 이런 소극적인 다이어트로는 제대로 살을 뺄 수 없다. 적정 범위 내에서 최대한 적극적으로 살을 빼는 것이 가장 효율적인 다이어트 방법이 될 것이다.

여기에 다이어트에서 빠질 수 없는 운동에 대해 한 마디 덧붙이자면 땀을 흘리며 무조건 운동을 많이 하면 그만큼 살이 빠질 것이라고 생각하지만 이 역시 그렇지 않다. 자신의 몸무게를 생각하지 않고 운동을 과도하게 하면 관절이나 근육에 무리를 주게 돼 큰 부상을 입을 수 있다. 운동을 할 때는 운동만으로 살을 빼겠다는 생각보다는 살 빼는 데 도움을 준다는 느낌으로 꾸준히 하는 것이 더 중요하다.

요즘 의학 지식은 누구 하나만의 전유물이 아니다. 예전처럼 병원에 가야만 아는 것이 아니라 방송과 인터넷을 통해서도 많은 의학 지식을 접할 수 있다. 오히려 너무 많아서 혼란스러울 정도다. 무엇인가를 홍보하기 위한 수단으로 잘못된 지식이 포장되어 나오는 경우도 많다. 이제는 얼마나 많은 것을 아는가는 중요하지 않다. 얼마나 정확하게 알고 있는가가 중요하다.

살찌는 사람은 따로 있다

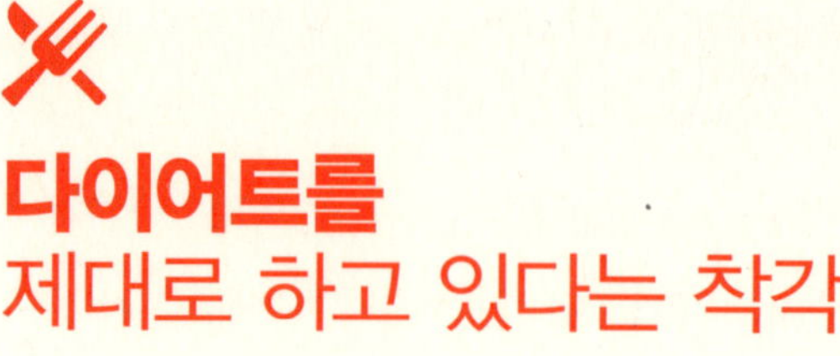

다이어트를
제대로 하고 있다는 착각

비만 치료를 하다 보면 진료실에서 자주 듣는 말이 있다. 바로 "나는 정말 억울해"다.

"친구들도 다 이상하다고 해요. 나처럼 적게 먹는 사람도 없는데 왜 이리 살이 찌냐고. 진짜 억울해 죽겠어요."

"많이 움직이면 살이 빠진다는 말은 다 거짓말이에요. 나처럼 부지런하게 움직이며 사는 사람도 없는데 지금 내 모습을 보세요. 정말 억울하다고요."

"도대체 먹는 것도 없는데 왜 이렇게 살이 안 빠질까요? 심지어 제 친구는 저보다 엄청 많이 먹는데 살이 하나도 안 쪄요. 정말 미치고 팔짝 뛰게 억울해요."

"내가 그동안 얼마나 열심히 다이어트를 했는데 어떻게 눈금 하나가 줄지 않을 수 있어. 정말 억울해!”

　이런 말들을 듣고 있으면 나는 속이 탄다. 우리 속담에 ‘남의 눈의 티끌은 보면서 제 눈의 대들보는 보지 못한다’라는 말이 있다. 자기 자신을 냉정하게 돌아보는 것이 어렵기 때문에 이런 문제가 생기는 것이다.

　이런 환자와는 우선 찬찬히 이야기를 나누며 자신의 생활습관을 되돌아보게 한다. 그들은 항상 바쁘게 움직인다고 얘기하지만 막상 몸 전체를 이용하여 바쁘게 움직이기보다는 대부분 의자에 앉아서 컴퓨터만 두드리는 등 손만 바쁜 경우가 많다. 또 밥을 별로 먹지 않았는데 살이 찐다고 말하는 경우도 자세히 살펴보면 정식으로 상을 차려 식사를 하지 않았거나 쌀로 만든 밥을 안 먹었을 뿐 과일, 반찬, 과자, 빵 등 다른 음식물을 많이 먹은 경우가 많다. 그러면서 “과일도 살이 쪄요?”라고 되묻는다. 이렇게 객관적으로 자신의 생활을 살펴보고 나면 백이면 백 모두 자기가 살이 찌는 생활습관을 가지고 있다는 것을 인정하게 된다.

　실제로 다이어트를 하는 데 있어서 가장 중요한 것은 하루 동안 해야 할 운동량이나 먹어야 하는 음식 칼로리를 계산하는 것이 아니다. 자신이 어떤 생활 패턴과 습관을 가지고 있기 때문에 살이 찌는지를 분석하고 이를 정확하게 아는 것이 훨씬 더 중요하다. 그래서 나의 경우 이를 설명하고 제대로 이해시키기 위해 진료 시간이

살찌는 사람은 따로 있다

다른 사람들보다 몇 배나 오래 걸리는 경우가 많다.

그런데 이렇게 환자를 진료하다 보면 살찌는 생활습관이 환자 자신만의 잘못이 아닌 경우가 많다. 그래서 나는 종종 환자에게 "당신 팔자가 좋아서 살이 찌는 것입니다"라고 이야기한다. 이는 사람들마다 사는 방식은 다르지만 21세기를 살아가는 한국 사람이라면 당연하게 누리고 사는 것들로 과거에 비해 에너지 소모가 줄었다는 의미다.

첫째로 교통 환경의 발달을 꼽을 수 있다. 우리나라의 지하철은 세계 최고의 시스템을 갖췄다. 승강장에서 지상까지 에스컬레이터와 엘리베이터가 설치되어 있는 것은 물론이고 최단 거리로 환승할 수 있는 방법도 표기되어 있다. 또 열차의 차량 사이를 오갈 때 여는 문은 자동문으로 버튼을 누르기만 하면 충분하다.

또 경부고속도로가 생긴 지 불과 40여 년 만에 대한민국 구석구석까지 도로가 건설되었다. 고속버스를 타고 시내버스로 갈아타면 대부분 집에서 가까운 정류장까지 갈 수 있다. 또 다른 나라에 비해 저렴한 택시비는 그나마 정류장에서 집까지 걷는 거리를 생략시킨다.

이제 더이상 내가 고급 승용차를 소유하고 있느냐는 중요하지 않다. 그냥 버스, 지하철, 기차만 타고 다녀도 그 시스템이 너무나 편리해 도무지 에너지를 소모할 일이 없다.

둘째는 생활환경의 발전이다. 상하수도와 난방, 가전 제품 그리고 각종 소비재들이 과거에 비해 굉장히 발달했다. 1980년대만 해도 목욕이 월례 행사인 가정이 많았다. 각 가정에 목욕탕이 없으니 당연한 일이었다. 그래서 목욕을 할 때면 동네에 하나씩 있는 목욕탕을 향해 한참 걸어가곤 했다. 또 한겨울 따뜻한 물로 설거지라도 하려면 물을 데우기 위해 제법 소란을 떨어야 했다.

그런데 지금은 어떤가. 집집마다 수돗물만 틀면 따뜻한 물이 저절로 나오니 목욕을 하루에 두 번씩 하는 사람도 많아졌다. 목욕이 월례 행사였다는 말을 꺼내면 요즘 아이들은 더럽다고 기겁을 할 것이다. 설거지도 따뜻한 물을 데우기 위해 움직일 필요 없는 것을 넘어 씻는 행위도 필요 없는 식기세척기가 보편화되었다.

이것저것 정신적으로 신경 쓰이는 것은 많아졌다지만 신체적 관점에서 보자면 세탁, 조리 등 생활에 필요한 많은 일에 거의 에너지 소모를 할 필요가 없을 정도로 발달했다.

빨래 방망이를 두드리며 손빨래를 하는 것과 세탁기의 스위치만 누르면 되는 것, 장작을 패서 아궁이 앞에 쪼그리고 앉아 불을 지펴야만 밥을 짓고 방을 따뜻하게 데울 수 있었던 것과 전기밥솥과 보일러의 스위치만 구분해 누르면 되는 것에는 몸의 움직임으로 따지면 엄청나게 큰 차이가 있다.

새로운 정보를 접하는 것에 있어서도 예전에는 스스로 몸을 움직여 어딘가에 가서 보기도 하고 묻기도 하고 읽기도 하며 얻곤 했지

살찌는 사람은 따로 있다

만 지금은 책상 앞에 앉아 컴퓨터 스위치를 켜고 인터넷 아이콘을 두 번 빠르게 클릭하기만 하면 된다. 이제 그마저도 늘 휴대하는 전화기로 대체되어 더욱 움직임이 생략되었다.

일일이 모두 나열할 수 없을 만큼 너무 많은 생활의 변화가 생겼다. 이런 것이 하나둘 모여 한국인의 하루 에너지 소모량을 현격히 줄여버린 것이다.

셋째로 먹거리의 변화다. 물가가 많이 올랐다고 하지만 단순하게 먹고 사는 데 필요한 물가로만 비교하면 30~40년 전에 비해 아주 저렴해졌다. 또한 기술의 발달로 농업, 축산업, 어업 또한 발달하여 우리가 먹는 먹거리가 예전의 그것과는 많이 달라졌다.

옛날 과일보다 훨씬 더 달고, 육류는 예전보다 훨씬 기름기가 많다. 그리고 계절적 한계와 지리적 한계가 없어져 제철 과일이나 예전에 우리나라에는 없었던 과일도 이제는 언제 어느 때나 손쉽게 먹을 수 있다.

불과 30~40년 전만 해도 우리는 끼니를 걱정했다. 물론 지금도 사회의 그늘진 곳에서는 아직 끼니를 걱정하는 사람들이 있지만 대다수의 사람들에게 먹거리가 풍족해진 것은 틀림없는 사실이다.

이렇게 전체적인 관점에서 봤을 때 생활이 너무 편해졌고, 먹거리가 넘치는 것이 문제가 된 것이다. 육체적 편리함과 풍요 속에서 살다 보니 우리가 누리는 것이 너무나 당연해져 지금 얼마나 '팔자가 좋아졌는지' 모르고 살고 있다.

　사회생활이 팍팍해 요즘 먹고 살기 힘들다고 이야기하지만 객관적인 수치로는 너무나 편한 환경이다. 먹고 스위치 하나 켜고 다시 먹고 또 다른 스위치 하나 켜는 일상이 반복되니 살이 찌는 것은 너무나 당연하다. 어쩌면 이렇게 살고 있는데도 살이 찌지 않는 사람이 오히려 이상한 것이다.

　그러니 이제는 더 이상 억울하다고 하지 말자. 살이 찐 것이 왜 억울한가. 내가 편하게 잘 먹고 살아서 그런 것인데. 억울하다고 생각할 시간에 자신의 생활 방식을 되돌아보는 것이 건강한 다이어트의 시작이 될 것이다.

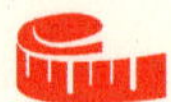

살이 잘 빠지는 사람
vs 살이 안 빠지는 사람

진료실에서 비만 치료를 오래 하다 보니 어떤 사람이 살을 잘 빼는지 어떤 사람이 그렇지 못한지 척하고 보기만 해도 감이 온다.

처음 진료실에 와서는 누구나 살을 빼겠다고 열의에 불타서 이야기한다. 하지만 딱 3일만 지나도 그 결과는 확연히 달라진다. 만 명이 넘는 환자를 지켜본 결과 살을 잘 빼는 경우 3가지와 잘을 잘 빼지 못하는 경우 3가지로 압축된다.

살을 잘 빼는 사람은
타인의 시선을 의식한다

우선 다이어트 성공률이 가장 높은 타입은 살을 빼야 하는 강력한 이유가 있는 사람들이다. 이 강력한 이유는 대부분 타인의 시선을 의식한 경우다.

대표적인 예가 연예인이다. 이들은 타인의 시선을 의식하지 않으면 직업을 유지하기 힘들다. 요즘같이 비만이 죄악으로 취급하는 시대에 대외적으로 자신을 드러내는 직업군에게 타인이 가하는 잣대는 엄격하다 못해 가혹하다. 이들은 날씬할수록 자신의 가치를 높일 수 있고 살이 찔수록 가치가 떨어진다고 생각한다. 그러니 강력한 의지를 가지고 다이어트를 할 수밖에 없다.

이런 연예인과 비슷한 상황에 놓인 직업군이 아나운서나 비행기 승무원 등이 있다. 또 직업과 상관없이 일시적으로 그런 상황에 놓이는 경우가 있는데 바로 면접을 앞둔 취업자, 결혼을 앞둔 여성, 돌잔치를 앞둔 아기 엄마가 바로 그런 경우다.

이들은 모두 타인의 시선 때문에 식욕이라는 본능을 억제한다. 이들의 경우는 때로는 너무 강력하게 다이어트를 해 오히려 속도를 줄이라고 충고하는 경우도 있다.

살을 잘 빼는 사람은 성실하다

다이어트는 식욕이라는 본능을 거스르는 힘든 과정이다. 본능을 거스르기 위해서는 먼저 자신을 충분히 이해시키고 설득해야 한다. 그리고 주어진 다이어트 프로그램을 성실하게 이행하는 것이 중요하다.

이런 점에서 살을 잘 빼는 직업군이 바로 대학 교수들이다. 교수라면 공부를 매우 잘한 사람들이다. 똑똑한 그들은 비만이 주는 부정적인 효과, 다이어트가 주는 긍정적인 효과를 빠르게 이해한다. 그러니 일단 스스로에게 다이어트의 필요성을 잘 설득한다. 그리고 다이어트를 진행하는 것에 있어서 정말 성실하다. 누구도 공부가 마냥 재미있지는 않다는 점을 생각해보면 누구보다 많은 공부를 해야 가능한 직업을 가진 그들이 얼마나 성실한지 짐작할 수 있다.

성실함은 체중을 감량할 때 매우 중요한 항목이다. 처음에는 열의에 차서 정해진 식사량보다 적게 먹고 더 많이 운동하지만 곧 지치기 마련이다. 다이어트 프로그램 전체를 이해하고 묵묵히 하루하루 지킬 것을 지켜가는 사람이야말로 다이어트를 성공적으로 마칠 수 있다.

살을 잘 빼는 사람은 금식에 대한 거부감이 없다

의외로 많은 사람들이 잘못된 상식 때문에 식이요법에 반감을 갖고 있다. 그래서 다이어트를 위해 절식을 하도록 하면 정해진 식사 외에 홍삼이나 선식과 같은 건강보조식품을 섭취한다. 그리고는 살이 빠지지 않는다고 고민한다. 하지만 다이어트의 기본은 금식과 절식 등 식이요법이다. 이에 대한 거부감이 없어야 다이어트 성공률이 높다.

이런 점에서 살을 잘 빼는 대표적인 사람들이 종교 지도자들과 의료 종사자들이다. 모든 종교에는 금식 기도가 있다. 예수는 광야에서, 석가모니는 보리수 아래에서 금식하며 기도를 했다. 약간 다른 형태이기는 하지만 이슬람에도 라마단이라는 금식 기간이 있다.

이렇듯 대부분의 종교에서는 주기적으로 금식, 절식 등을 통해 몸과 마음을 정화하는 행사를 진행한다. 그런 만큼 종교 지도자들은 금식에 대해 거부감이 없다.

또한 의료 기관에서도 치료와 검사를 목적으로 환자들에게 금식을 시킨다. 의학적 지식이 있다면 인간은 일정 기간 금식을 해도 수분만 충분히 공급된다면 전혀 건강을 해치지 않는다는 것을 알고 있다. 사정이 이러하다 보니 종교 지도자나 의료기관 종사자들은 식사를 적게 하거나 아예 금식을 하게 되는 경우에도 편안한 마음으로 다이어트를 한다.

살찌는 사람은 따로 있다

살을 못 빼는 사람은
다이어트 경험이 많다

똑같이 다이어트를 해서 살을 잘 빼는 경우도 있지만 반대로 살을 잘 빼지 못하는 경우도 있다. 가장 대표적인 경우가 다이어트 경험이 많은 사람들이다.

진료실에 들어서면서부터 수십 개의 다이어트 이름을 열거하는 환자들이 있다. 이들은 안 해본 다이어트가 없다며 마치 무용담처럼 자신의 다이어트 일대기를 늘어놓는다. 그러고는 내가 이렇게까지 해본 사람이야라는 표정으로 나를 바라본다. 그들을 바라보는 나의 마음은 늘 똑같다. 안타깝다. 그들이 어떤 의도로 말했든 나는 그들의 말을 통해 그동안 얼마나 많은 다이어트를 실패했는지 알게 된다. 그리고 이는 곧 한 번도 제대로 다이어트를 한 적이 없다는 것을 의미하기도 한다.

다이어트를 할 때 조금 빠지고 멈추면 다시 찌기를 반복한 이런 몸은 웬만한 다이어트에는 꿈쩍하지 않는다. 체중 감소에 대한 저항성을 갖고 있는 것이다. 이런 체중 감소에 대한 저항성은 정상적인 호르몬 흐름을 방해해 해외 토픽에나 나오는 초고도비만에 이를 수도 있다.

다이어트 경험은 무용담이 아닌 실패담이다. 왜 그렇게 많은 다이어트 경험을 했음에도 지금 여전히 뚱뚱한지 고민해봐야 한다.

다이어트는 반복하지 말아야 한다. 단 한 번을 하더라도 강력하게 진행해서 종지부를 찍어야 한다.

살을 못 빼는 사람은 술자리를 즐긴다

한번은 아름다운 젊은 여성이 미인 대회를 준비한다면서 찾아왔다. 이유만 본다면 앞서 말한 가장 살을 잘 빼는 경우에 속할 사람이었다. 그러나 면담 후 나는 이 여성을 살을 잘 빼지 못하는 사람 쪽으로 분류하게 되었다. 왜냐하면 술자리를 굉장히 좋아하는 여성이었기 때문이다. 게다가 한 번 마시면 폭음을 하는 경향도 있었다.

자신이 만들 수 있는 가장 아름다운 몸매를 만들어보겠다고 다짐하던 그녀는 다이어트가 시작되고 불과 일주일 만에 학교에서 진행하는 단체 회식에 꼭 참가해야 한다며 갔다. 물론 참석만 하고 먹는 것에는 절대 손을 대지 않겠노라고 다짐을 했지만 그것은 모임에 가기 전 마음일 뿐이었다. 오랜만에 가진 술자리에서 참지 못하고 술을 마신 그녀는 결국 다이어트에 실패하게 되었다. 물론 미인 대회에도 출전하지 못했다.

이렇게 술을 즐기는 사람, 그중에서도 과음을 하는 습관이 있는 사람들은 살을 잘 빼지 못한다. 술을 많이 마시면 술 자체의 칼로리도 문제가 되지만, 안주나 해장으로 섭취하는 음식도 만만치 않다. 이렇게 마신 후에는 숙취 때문에 몸이 힘들어서 운동은커녕 기본적인 활동량마저 줄어든다. 그리고 가장 중요한 문제인 위장의 크기가 커지는 것이 문제다.

맹물은 어느 정도 먹으면 더 이상 먹기가 힘들지만, 술은 마실수록 취하기 때문에 술을 마시다 보면 평소 자신의 위 용량보다 훨씬 많은 양을 마시고 먹게 된다. 맑은 정신이라면 위가 팽창해 아플 정도의 양이지만 술에 취하면 전혀 알지 못한다. 게다가 다음 날이면 늘어난 위의 크기만큼 허기를 느끼며 평소보다 많은 양의 밥을 먹곤 한다.

이런 과정이 반복되면서 원래보다 큰 위장을 갖게 된다. 위장의 크기를 줄이는 것이 성공적인 다이어트의 궁극적인 목표인 점을 생각하면 위장의 크기를 키우는 과음은 당연하게도 다이어트에 치명적인 문제가 된다.

살을 못 빼는 사람은 인내심이 없다

지방흡입수술을 했거나 장기간 식욕억제제를 복용한 경우도 다이어트 실패률이 높다. 이런 방법을 선택한 사람들은 대부분 인내심을 갖고 제대로 다이어트를 하지 못하는 사람이라고 잘라 말할 수 있다.

비만은 생활습관에 문제가 있는 것이다. 가장 건강하고 요요가 없는 다이어트는 살찌는 생활습관 자체를 고치는 것이다. 하지만 살찌는 생활습관을 교정하는 것은 너무나 힘든 일이다. 이 과정은 견디지 못하겠고 날씬한 몸은 갖고 싶은 욕심이 앞선 사람들이 지방흡입 수술을 하거나, 식욕억제제를 장기간 복용한다. 이런 그들의 성향 자체가 이미 다이어트를 실패하는 요인이 된다.

이런 방법은 일시적으로 강력한 효과가 있지만 예전과 똑같은 생활습관으로 생활하다 보면 어느새 지방을 제거한 부위에 다시 지방이 쌓인다. 약 복용을 멈추면 당연히 식욕은 예전으로 돌아간다. 죽을 때까지 식욕억제제를 복용할 생각이 아니라면 약에만 의존하는 다이어트가 아닌 제대로 된 다이어트를 해야 할 것이다.

오늘 당장 살이 빠지지 않는다고 실망하고 포기할 필요 없다. 하루에도 열두 번씩 체중계를 오르내리며 좌절하고 기뻐하지 말자. 그 어떤 것보다 자신의 문제가 무엇인지 정확하게 알고 꾸준히 생활습관을 교정하는 것이 먼저다. 이렇게만 한다면 그 누구라도 다이어트에 성공할 수 있다.

살찌는 사람은 따로 있다

지금 내 몸은
지방 폭주 상태

진료실에서 자주 듣는 말 중 하나에는 이런 것이 있다.

"처녀 때는 허리가 한 줌밖에 안 됐는데 애 낳고 나니 몸이 이렇게 되었어요."

"옛날에는 밤에 라면을 먹고 자도 살이 찌지 않았는데 이제는 물만 먹어도 살이 찌는 것 같아요."

"회사를 다니기 전에는 안 그랬는데 요즘은 자꾸 살이 찌는 것 같아요."

우리 몸은 한 번 살이 찌면 계속 살이 찌는 체질로 바뀌게 된다. 원래는 살이 찌는 체질이 아니었는데 어느 순간 경계를 넘어가게 되면 계속 살이 찌고 웬만해서는 다이어트를 해도 빠지지 않는 상태로 변하게 된다.

이것은 생활습관이 바뀌어 몸이 살 찌는 상태로 변해 '살이 살을 부르는 상태'가 되었기 때문이다. 이런 상태의 사람들을 살펴보면 원래 부지런하던 사람이 게을러졌고, 담백한 것을 좋아하던 사람이 느끼하고 기름진 음식을 좋아하는 식성으로 바뀐 경우가 많다. 생활습관이 바뀐 것이기 때문에 더 이상 간단한 다이어트로 해결할 수 있는 상태가 아닌 것이다.

우리 몸은 늘 호르몬의 균형을 맞춰 정상적인 상태로 유지하려고 하는 습성이 있다. 그래서 아드레날린이나 세로토닌 같은 호르몬들도 너무 많이 분비되면 몸의 균형이 깨지지 않도록 이를 억제하기 위한 반대 작용이 생긴다. 이것을 네거티브 피드백(negative feedback)이라고 한다.

그런데 일시적인 것이 아니라 지속적으로 한쪽 방향으로만 자극을 받으면 네거티브 피드백에도 한계가 생기면서 몸의 균형이 깨진다. 그리고 자극을 받는 방향으로 오히려 더 강하게 작용하는 반응이 나타낸다. 이것을 포지티브 피드백(positive feedback)이라고 하는데, 이렇게 되면 몸은 더 이상 균형을 유지하지 못하고 한쪽으로 폭주하게 된다. 이런 상황이 극단적으로 나타나는 대표적인 예가 아디포카인 폭주로 인한 200kg, 300kg의 초고도비만이다.

지방 세포에서 나오는 아디포카인이라는 호르몬은 인슐린 저항성을 촉진하고 식욕을 증가시켜서 더 많은 지방이 쌓이게 한다. 같

살찌는 사람은 따로 있다

은 양을 먹어도 더 많은 지방이 쌓이게 되고 그럼 다시 그 지방 세포에서 더 많은 아디포카인이 나와 더 큰 식욕을 불러일으키는 것이다. 그래서 더 비만하게 되고 더 많이 먹는 악순환이 진행된다. 이것이 바로 '살이 살을 부르는 상태'다.

이렇게 포지티브 피드백이 생긴 상태는 비정상적인 폭주 상태다. 그러나 사람들은 자기 몸에서 나타나는 반응이기 때문에 이것이 비정상적인 상황이라는 생각을 하지 못한다. 단순히 몸이 원하는 대로 한다고 말하며 자기 몸의 반응을 그대로 믿고 생활하면서 그 몸을 유지한다.

하지만 이것은 명확하게 병적인 상태다. 그래서 그냥 생긴 대로 산다고 방치하면 안 되고 치료를 시작해야 한다. 네거티브 피드백이 생길 때까지 강력하게 치료하면 그때부터는 서서히 몸의 습관이 정상화되면서 다이어트가 쉬워진다. 처음에는 힘들게 살을 뺐지만 어느 순간부터 쉽게 빠졌다고 하는 경우가 바로 이런 변화가 몸에 생긴 상태이다.

사람이 에너지가 부족하면 배가 고프게 되고, 과로를 하면 피로를 느껴서 쉬게 되는 것은 당연하다. 하지만 그렇지 않은 경우도 있다는 것을 알아야 한다. 에너지가 부족하지 않아도 배가 고프다고 느끼고, 과로하지 않았는데도 피로가 느껴지는 상태가 있기 때문이다. 내 몸이 너무 뚱뚱하면 정상적인 시스템의 균형이 깨져 지금 배

가 고픈 것이 진짜인지, 지금 피로한 것이 진짜인지를 잘 모르게 된
다.

　이렇게 그냥 몸이 시키는 대로 생활하면 지방이 폭주하는 상태가
지속되고 더 심각한 상황으로 진행이 된다. 한번쯤 돌이켜서 자기
몸의 상태를 관찰하고 전문가의 조언을 구해보는 것이 좋다.

요요를 부르는
다이어트 내성

진료를 하면서 환자들에게 듣는 말 중에서 내가 정말 듣기 싫어하는 말이 있다. 바로 "제가 안 해본 다이어트가 없는데요"다. 이 한 문장은 참 많은 것을 의미한다.

우선 수많은 다이어트 경험으로 몸은 다이어트에 내성이 생겨 있는 상태라는 의미다. 또한 다이어트를 성공해본 적이 없으니 마음가짐은 다이어트 효과에 대해 불신을 갖고 있다는 의미다. 마지막으로 머리는 정확하지 않은 다이어트 지식으로 가득 차 있어 프로그램을 진행하는 건건이 불만을 늘어놓거나 지시한 대로 제대로 따라오지 않을 가능성이 높다는 의미다. 비만 전문가로서 이런 환자는 정말 골치 아프다.

또 이런 사람들에게는 공통점이 있다. 첫째로 자신의 다이어트

역사를 이야기할 때 시키는 대로 했지만 살이 빠지지 않았음을 강조한다.

"살이 엄청 빠진다고 선전하는 다이어트 회사에 등록을 했어요. 그리고 거기서 시키는 것은 다 했죠. 일주일치 먹을 것을 사라고 해서 샀고, 물에 타 먹으라고 해서 타 먹었어요. 그랬더니 처음에는 살이 정말 빠지더라고요. 그런데 매일 물처럼 마시기만 하니깐 무엇인가 씹어 먹고 싶은 마음이 간절했어요. 그러던 중 친구들 모임에 나갔다가 분위기에 휩쓸려 음식을 조금 먹었더니 다시는 음료수처럼 마시기만 하는 것으로 끼니를 때우는 것은 못하겠더라고요. 그래서 그냥 조금씩 식사를 시작했어요. 그런데 글쎄 이틀 만에 몸무게가 원래대로 돌아오더라고요. 세상에. 일주일을 고생했었는데 말이에요.

그래서 이번에는 숙변을 제거해 뱃살을 없애주는 다이어트를 했어요. 밥을 먹으며 사이사이에 꼬박꼬박 빼놓지 않고 먹었어요. 얼마나 열심히 먹었는지 몰라요. 그런데 몸무게가 오히려 불어나는 거예요. 기가 막혀서. 그래서 이번에는 먹는 것이 아니라 운동으로 빼야겠다고 생각했죠. 마침 홈쇼핑에서 허리에 벨트처럼 감고 가만히만 있어도 뱃살이 빠지는 기구를 선전하더라고요. 그래서 사서 허리에 둘렀어요. 하루 종일도 둘러봤지만 효과가 전혀 없었어요. 아마 내 살은 안 빠지는 살인가 봐요."

이렇게 자신의 실패담을 늘어놓으며 유행했던 다이어트 이름과 상표를 쭉 읊는다. 돈 버리고 시간 버리고 듣고 있기 안타깝다. 그런데 가만히 살펴보니 핵심이 빠져 있다. 다이어트의 가장 기본적인 상식인 '덜 먹고 더 움직이기'가 빠진 것이다.

특히 중요한 덜 먹기는 전혀 이행하지 않고 자기 자신이 먹고 싶은 대로 다 먹고, 거기에 다이어트에 효과가 좋다고 선전하는 무엇인가를 더 먹기도 했다. 간혹 덜 먹기도 했겠지만 그 덜 먹는 시간과 범주가 너무 작아서 큰 효과가 없거나 유지가 안 되는 것이다. 남이 시키는 대로 했을 뿐 자기가 스스로를 변화시키려는 노력이 별로 없었기 때문에 일시적인 효과만 있고 결국은 요요를 경험하게 된 것이다.

이런 사람들은 다이어트에 대해서 제대로 공부하지 않는 특징이 있다. 물론 이 공부는 전문적인 지식을 의미하는 것이 아니다. 먹을 것을 줄여야 진짜 다이어트가 가능하다거나, 다이어트를 반복하면 몸에서 다이어트 내성이 생겨 살 빼기가 더욱 어렵다와 같은 다이어트 개념을 정확히 아는 정도를 말한다.

또 이런 사람들의 특징은 너무 귀가 얇다는 것이다. 이 부분은 어떻게 보면 본인만의 문제는 아니다. 이들이 다이어트 정보를 얻는 채널은 TV와 같은 대중매체다. 그런데 이런 곳에서 소위 전문가란 사람들이 말해주는 방법은 제대로 된 지식이라기보다 교과서적인 이야기나 현실적으로 적용하기 어려운 경우가 대부분이다. 혹은 자기 자신의 상품을 선전하기 위해서 포장된 지식만을 얘기하는 경우도 있어 대중들에게 혼란을 준다.

보통 사람이 이런 정보들 속에서 진짜와 가짜를 구분하는 것은 정말 어렵다. 내가 이 책을 쓰게 된 이유도 바로 이런 현혹에 넘어가지 않고 올바른 지식을 바르게 구분하는 기준을 전달하고자 하는 것에 있다.

요즘은 현명한 소비자가 되어야 한다. 남들이 말한다고 그대로 다 믿고, 시킨다고 하는 것이 아니라 내가 중심이 되어서 어떤 것이 정말 진실되고 좋은 지식인지를 구분해야 한다. 그렇지 않으면 남좋은 일만 시키게 된다. 지금 홈쇼핑에서 구입한 각종 운동 기구와 다이어트 식품이 창고에서 썩고 있다면 아직 나는 현명한 소비자가 아닌 것이다.

안 해본 다이어트가 없다는 말은 한 번도 성공한 적이 없다는 말이 된다. 재수, 삼수, 사수를 했다면 공부한 시간은 길지만 제대로 공부한 적은 한 번도 없다는 의미다.

한 번만 제대로 하면 재수까지 할 필요도 없다. 혹 실수로 한 번 정도는 실패할 수도 있지만 더 이상의 실패는 경험하지 않는다. 한 번만 제대로 하면 된다. 그 한 번을 위해서 지금부터 제대로 된 다이어트 상식을 공부해보자.

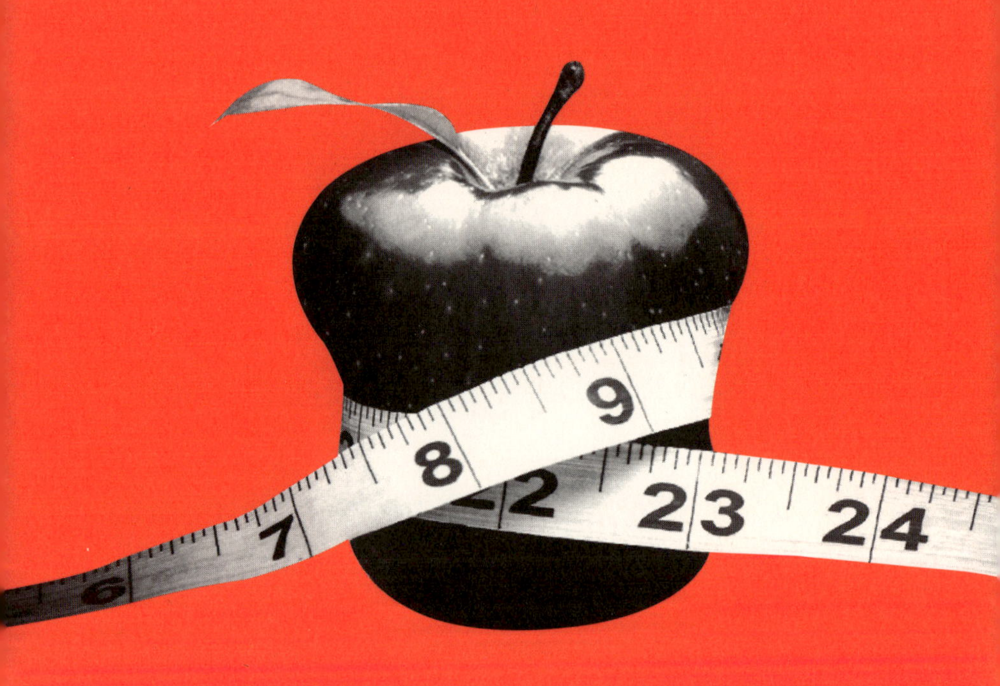

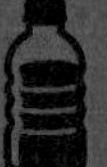

2장

알아보자,
살 빠지는
다이어트 상식

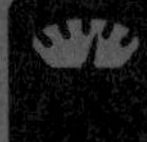

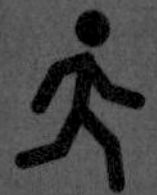

채소도 너무 많이 먹으면 살이 찐다.

많이 먹는다는 것은

에너지 섭취량을 늘린다는 것 외에

위장의 크기를 늘린다는 의미가 있다.

늘어난 위장은 1회 절대 섭취량을 늘린다.

즉 이전만큼 먹어도 포만감이 들지 않아

더 많이 먹는 행위를 반복한다는 의미다.

다이어트에 성공하고 싶다면

일단 평소 식사량의 30%만 먹어야 한다.

진짜 다이어트에는 부작용이 없다

다이어트는 살을 빼서 예뻐지려는 미용적인 목적도 있지만 첫 번째는 건강을 위해서 하는 것이다. 하지만 잘못된 방법을 선택해서 살이 빠지기는커녕 부작용으로 그걸 치료하느라 오히려 살이 찌는 경우가 있다. 그래서 많은 사람들이 다이어트를 시작할 때 제일 걱정하는 것이 '이렇게 하면 부작용이 있지 않을까?' 하는 것이다.

가장 좋은 것은 건강하고 부작용 없이 다이어트를 하는 것이지만, 실제로 비만 치료를 하다 보면 같은 다이어트 방법에서도 사람마다 어지럼증, 변비, 치질, 속쓰림, 입 냄새, 두통, 피부 트러블 등 각양각색의 반응이 나타나는 것을 볼 수 있다. 이런 반응들은 정상적이고 건강한 다이어트를 하더라도 흔히 나타날 수 있기 때문에 부작용의 범주로 보기에는 애매한 부분이 있다. 물론 이런 반응이 심하게 나타날 때는 주의 깊게 조절하면서 다이어트를 진행해야 되지만 너무나 당연한 반응도 부작용으로 오해해서 다이어트를 중지하는 것은 건강에 더 해로울 수 있다. 이는 다이어트를 하지 않아서 생기는 몸의 문제가 다이어트로 인해서 생기는 부작용보다 더 심각한 문제를 초래할 수도 있기 때문이다. 그래서 건강한 사람이나 감량을 적게 할 때는 상관이 없지만, 건강이 안 좋은 상태이거나 살을 많이 빼야 되는 경우에는 전문가의 조언과 도움이 절대적으로 필요하다.

하지만 전문가의 도움 없이 다이어트를 진행하는 사람들을 위해 흔히 다이어트 중에 나타나는 몸의 반응에 대해서 하나씩 살펴볼까 한다. 별다른 반응 없이 그냥 살이 빠지는 경우도 있겠지만 다음과 같은 반응이 나타난다면 자신이 어디에 해당하는지 잘 살펴보고 제시한 대처법에 따라 대처하는 것이 좋다.

어지럼증

다이어트를 하면서 제일 먼저 경험하는 증상은 어지럼증이다. 어지럼증이 나타나면 '안 먹어서 빈혈이 생겼구나'라고 생각하는 경우가 대부분이다. 빈혈은 보통 혈중 적혈구나 헤모글로빈이 부족한 상태를 말한다. 하지만 실제 다이어트에서 나타나는 어지럼증은 빈혈인 경우는 거의 없다. 다이어트를 하면 생기는 어지럼증의 대부분은 기립성 저혈압 때문이다.

살이 빠지면 지방이 줄기 때문에 몸속의 압력이 떨어지면서 이로 인해 혈압이 떨어지게 된다. 보통 건강한 사람은 인체의 자동 조절 능력에 따라 바로 적응을 하기 때문에 정상 혈압이 유지된다. 하지만 일시적으로 자세를 바꿀 때 특히 누웠다 일어나거나 앉았다 일어날 때, 고개를 확 돌릴 때 일시적인 혈압 저하로 뇌에 순간적으로 혈액 공급이 줄게 되고 그로 인해서 어지럼증이 생기게 된다. 심한 경우에는 눈앞이 까맣게 되고 더 심한 경우 잠깐 동안 실신하는 경우도 있다. 평소 혈압이 낮았거나, 운동을 너무 안 한 허약 체질, 그리고 수분 섭취를 충분히 하지 않는 사람에게 잘 생긴다.

이를 예방하기 위해서는 어지러운 느낌이 들 때 몸을 천천히 움직여서 혈압이 적응하는 시간을 갖도록 한다. 그리고 평소 충분히 수분을 섭취하고 꾸준히 몸을 움직이면 근육과 혈관이 스스로 정상 혈압을 쉽게 만들 수 있다. 이런 어지럼증은 대부분의 경우 일시적으로 나타나는 증상이기 때문에 어느 정도 시간이 지나면 저절로 없어진다.

이 외에도 저혈당 증세로 어지럼증이 나타날 수 있다. 건강한 사람은 보통 혈당이 약 70~100mg/dL로 일정하게 유지가 된다. 그

알아보자, 살 빠지는 다이어트 상식

런데 다이어트로 식사량이 줄어 혈당이 급격하게 떨어지면서 어지럼증이 나타난다. 이렇게 되면 어지럼증 외에도 저혈당을 극복하기 위한 자율신경의 반응으로 가슴 두근거림, 떨림, 식은땀, 이상 감각 등의 증상이 생기고 심하면 의식을 잃기도 한다.

이런 저혈당에 의한 어지럼증은 보통 사람에게는 잘 나타나지 않는다. 대체로 당뇨병 환자들이 당뇨약을 복용하거나 인슐린 주사를 맞으면서 식사량을 과도하게 줄일 때 나타난다. 그래서 당뇨병 환자들은 다이어트를 할 때 저혈당에 주의해야 된다. 욕심을 내지 말고 식사량을 줄이는 속도를 천천히 진행하며, 저혈당에 대비해서 사탕과 같은 당분이 많은 음식을 상비하는 것이 좋다.

다이어트를 하면서 생기는 어지럼증이 앉았다 일어날 때 잠시 생기는 정도이거나 잠깐 어지럽다가 조금 쉬면 금방 좋아진다면 큰 문제가 없는 일시적인 반응일 경우가 많다. 하지만 잠시 동안의 휴식으로도 회복되지 않고, 누워 있는데도 계속 어지럽다면 다른 질환이 동반된 안 좋은 상태일 가능성이 있다. 이럴 때는 지체 없이 전문가를 찾아가 치료를 받도록 해야 한다.

그러면 빈혈이나 당뇨로 인한 저혈당 등 질환이 있다면 다이어트를 하지 않는 것이 좋을까? 절대 아니다. 오히려 다이어트를 해야만 그 질환을 고칠 수 있는 경우가 더 많다.

빈혈의 경우도 심각한 원인 질환이 있거나 출혈에 의한 것이라면 먼저 치료를 하는 것이 우선이다. 하지만 그동안 진료를 한 경험으로는 다이어트를 하면서 혈중 헤모글로빈 수치가 올라가 자연스레 빈혈이 호전되는 경우도 흔히 볼 수 있다. 그 이유는 영양 섭취의 부족으로 인해서 생기는 빈혈도 많지만, 지속적인 운동 부족으로 인한 빈혈도 많기 때문이다.

분명히 몸은 비만한데 헤모글로빈 수치가 정상보다 낮은 경우에는 식사량을 줄이고 운동을 하면 체중은 줄고 헤모글로빈 수치는 정상으로 돌아오게 되는 것이다.

또한 당뇨병의 경우에도 과다한 체중은 오히려 혈당의 상승을 초래하고, 만성합병증에 더 많이 노출되게 만들기 때문에 빨리 살을 빼는 것이 좋다. 저혈당에 빠지지 않도록 대비하면서 다이어트를 진행한다면 당뇨병 환자도 좀 더 쉽게 살을 뺄 수 있다.

변비와 치질

다이어트를 할 때는 변비가 없이 배변이 잘 되도록 해야 한다는 말을 많이 들어 봤을 것이다. 몸속에 노폐물을 빨리 빼낼수록 살이 잘 빠지기 때문이라는 이유를 들지만 이것은 말도 안 되는 소리다. 다이어트의 기본인 '덜 먹고 더 움직이기'에 따라 섭취하는 음식량이 줄

알아보자, 살 빠지는 다이어트 상식

었는데 대변의 양이 유지가 된다는 것은 과학적 상식에 어긋난다.

식사량이 줄었으니 당연히 대변량이 줄고, 심하면 일시적인 변비가 올 수 있다. 대부분 다이어트가 원활하게 진행되면 그 상태에 맞게 배변 습관이 교정되기 때문에 저절로 변비도 없어지게 된다. 그런데 이런 일시적인 변비 증상을 병적인 상태로 인식하고 이것을 치료하려고 하다가 문제가 생긴다.

변비가 생긴 것 같으면 사람들은 우선 변비에 좋다는 것들을 먹기 시작한다. 요구르트나 청국장 등 변비에 좋다는 음식들을 먹으면 먹는 양이 늘기 때문에 당연히 대변은 원활하게 나오게 된다. 하지만 결국 먹는 양이 늘기 때문에 살은 빠지지 않는 이상한 다이어트 상태가 된다.

그리고 간혹 대변에 대해서 결벽증적으로 반응하는 사람들이 있다. 매일 대변을 보지 못하면 큰일 나는 것처럼 어떻게든 대변을 보려고 하는 사람들인데 며칠 정도 대변을 보지 않더라도 몸에는 아무 이상이 없다. 그냥 덜 먹으니 양이 차지 못해 대변이 나오지 않는 것이라고 생각하고 편안하게 지내면 된다.

그리고 정말 대변을 보는 것이 힘들다면 편하게 변비약을 이용해도 좋다. 장기적인 변비약의 남용은 문제가 되지만 한두 번 사용하는 것은 아무 문제가 되지 않는다. 변비약으로 해결되지 않는 심각한 변비라면 관장을 하는 방법도 있다. 관장은 근처 약국에서 간단하게 설명을 듣고 집에서 편하게 할 수 있다.

대개의 변비는 다이어트를 하는 과정에서 자연스러운 반응이지만 간혹 심각한 항문 출혈을 유발하거나 기존에 있던 치질 등 항문 질환이 심해지는 경우가 있다. 이럴 때는 변비를 치료하면서 다이어트를 하도록 한다.

변비가 생기면 바로 치질이 악화된다. 치질이 심각한 사람들은 따뜻한 물로 좌욕을 하며 변비가 생기지 않도록 음식량을 많이 줄이지 않고 기간을 길게 갖고 천천히 살을 빼는 것을 권한다. 아니면 치질을 치료하는 한약을 복용하면서 다이어트를 하는 것도 한 방법이다.

당연한 얘기이지만 변비를 최소한으로 줄이면서 살을 빼는데 가장 중요한 것은 수분 섭취다. 평소부터 심각한 변비로 고생한 사람이 아니라면 대개는 물을 충분히 마시면 음식을 많이 줄여도 변이 무른 상태로 나오게 된다.

또 음식량을 줄이면 힘들다고 움직이지 않고 누워만 있는 경우가 있는데 이렇게 되면 장 운동도 줄어들기 때문에 변비가 악화된다. 꾸준히 걸으면서 복부에 자극을 주면 장 운동이 활성화되어 변비 해소에 많은 도움이 된다.

알아보자, 살 빠지는 다이어트 상식

위장 질환

많이 먹는 사람과 적게 먹는 사람은 위장의 크기와 소화효소의 분비량에서 차이가 크다. 당연히 많이 먹는 사람은 위장의 크기도 크고 소화효소와 위산도 많이 분비된다.

그런데 다이어트를 위해 음식량을 확 줄이면 몸이 미처 적응을 하지 못하고 소화효소와 위산을 예전과 같이 분비한다. 이런 경우 중화되지 못한 위산 때문에 속 쓰림 증상이 나타난다.

대부분 건강한 상태에서 다이어트를 하면 몸이 금방 적응을 하면서 위장이 작아지고 위산과 소화효소의 분비량도 줄어든다. 이때도 물을 조금씩 자주 마시면 위산이 씻겨 내려가면서 증상이 빨리 호전된다. 다시 한 번 강조하지만 충분한 수분 섭취는 다이어트의 가장 기본이다.

물을 마셔도 속 쓰림이 개선되지 않으면 일반 의약품으로 판매되는 제산제를 일시적으로 복용해도 좋다. 원래 심각한 위장 질환이 있다면 함부로 약을 복용하면 안 되지만 건강한 상태였다면 큰 문제가 없다. 오히려 문제가 되는 것은 속이 쓰리다고 음식으로 해결하는 경우다. 다이어트를 위해서 음식을 줄였는데 음식으로 속 쓰림을 해결한다면 결론적으로 다이어트 효과를 전혀 기대할 수 없다. 그리고 음식으로 속 쓰림이 해결될 정도라면 그 증상은 병적인 것은 아니다.

병적인 속 쓰림은 먹는 것으로 해결이 되지 않는다. 이런 경우는 병을 같이 치료하면서 다이어트를 진행해야 된다. 비만한 사람이 위장병이 있다면 일반인과는 조금 다른 시각에서 접근할 필요가 있다. 정말 위장 질환이 심하다면 보통 살이 찌기가 어렵다. 음식을 먹고 소화시키는 데 장애가 있다면 잘 먹지 못하고 이로 인해 살이 빠지게 되는 것이 일반적이다.

그런데 살은 잔뜩 쪄 있고 위장이 나쁘다면 이것은 과식에 의한 위장병이라고 할 수 있다. 이럴 때 위장을 너무 잘 고치면 오히려 더 잘 먹어 살이 더 찌게 되고 위장은 다시 나빠지게 되는 악순환이 된다. 차라리 음식을 줄여서 위장을 쉴 수 있도록 하면 자연스럽게 위장병도 좋아지고 살도 빠지게 된다.

섭취량을 갑자기 많이 줄이면 위장이 일시적으로 놀라는 경우도 가끔 있다. 증상은 흔히 '체했다'고 하는 경우와 같다. 보통은 증상이 심하지 않고 일시적인 경우가 많기 때문에 소화제를 먹거나 손을 따고 배를 따뜻하게 하는 등 간단한 민간요법으로 체기를 풀어 주면 된다. 하지만 증상이 심각하게 지속된다면 잠깐 다이어트를 중단하고 전문 의료 기관을 찾아가는 것이 좋다. 이때 위장을 달랜다고 하면서 위장에 좋은 음식을 먹으며 과식을 하는 경우가 있는데 절대 금물이다.

심각한 위장병의 경우 전문 의료 기관에서도 금식과 수액 공급을

알아보자, 살 빠지는 다이어트 상식

기본으로 치료한다. 그러면서 원인을 찾아 그에 맞는 약물 치료를 하게 된다. 따라서 위장을 고친다며 집에서 이것저것 음식을 섭취하지 않도록 해야 한다.

실제로 나는 다이어트 치료를 진행하는 중에 위장병이 생기거나 치과 치료를 해야 되는 경우 오히려 더 좋은 기회로 보는데 어쩔 수 없이 밥을 못 먹게 되어 오히려 살은 더 빠지게 되기 때문이다.

물론 수분 섭취는 충분히 해야 되고 몸의 전체적인 상태는 계속 체크해 건강이 나빠지는 것은 막아야 한다. 그래서 심각한 위장병이 아니라면 어느 정도 치료해서 진정이 되면 또 다시 다이어트를 시작하도록 하자.

꼬르륵 소리

다이어트를 하려고 밥을 줄이면 꼬르륵 소리가 너무 많이 나서 곤란하다는 경우도 많다. 조용한 도서관이나 회의실에서 혼자 "꼬르륵 꼬르륵" 소리가 나니까 민망할 만도 하지만 이것은 아주 긍정적인 증상 중의 하나다. 오랜 시간 동안 과식으로 위장의 크기와 운동이 항진되어 있기 때문에 이것이 줄어들 때까지는 당연히 위와 장이 헛돌게 되고 꼬르륵 소리가 심하게 나는 것이다.

이 소리는 꾸준히 수분을 섭취하고 많이 걸으면 위장에 자극을 주어 부드럽게 빨리 줄어들 수 있다. 흔한 증상은 아니지만 뱃속소리가 병적으로 큰 경우도 있다.

《동의보감》에는 이런 증상에 대해 '녹록유성(漉漉有聲)'이라고 나와 있는데 설명을 보면 '담음은 위와 장에서 수기가 정체된 것인데 꾸룩꾸룩 소리가 나면서 살이 확 찌게도 하고 마르게도 한다'라고 되어 있다.

수액 대사가 잘못 돼서 생긴 병리적 물질인 담음(痰飮)이 뱃속에서 과도한 소리를 만든다는 설명이다. 담음으로 인해서 갑자기 살이 확 찔 수도 있기 때문에 이런 경우 치료를 병행하면 소리도 줄이고 체중 조절에도 도움이 된다.

입 냄새

입 냄새는 다이어트 중에 생기는 가장 곤란한 문제다. 섭취량이 줄어 위장이 비면 위액이 상대적으로 많은 상태가 된다. 이렇게 되면 지속적으로 음식이 들어가던 때와 달리 위장에서 냄새가 올라오게 된다. 다이어트를 할 때 나는 입 냄새는 입에서 나는 냄새가 아니고 바로 이 빈 위장에서 올라오는 냄새다.

보통 입 냄새를 없애기 위해 이를 자주 닦는데 이는 잇몸에 자극을 줄 수 있다. 냄새를 없애는 가장 좋은 방법은 물을 한 모금씩 자주 마셔 위액을 희석시키는 것이다. 그래도 찝찝하다면 칫솔질보다는 액상으로 된 구강청결제를 사용해 가글을 하도록 하자.

어느 정도 체중이 줄고 위장이 줄어들면 입 냄새는 자연스럽게 줄어든다. 입 냄새가 많이 생긴 것은 다이어트의 부작용이 아니라 다이어트를 열심히 했을 때 생기는 증상이다. 이는 자신이 노력한 자랑스러운 결과이니 긍정적으로 받아들이고 날씬해질 내일을 떠올리며 즐기도록 하자.

간혹 입에서뿐만 아니라 몸에서도 냄새가 나는 경우가 있다. 이것도 마찬가지로 몸속 독소가 배출되는 긍정적인 상황이다. 이 역시 살이 빠지면 전체적인 땀의 양이 줄기 때문에 역겨운 체취도 줄어든다.

두통과 고열

다이어트를 시작하면서 안 하던 운동을 하고 몸을 움직이면서 몸살이 생기기도 한다. 그리고 식사를 줄이게 되면 정상 범위이지만 평소보다 혈당이 약간 떨어진다. 이런 상황을 몸은 저혈당으로 인식해 약간의 두통이 생기기도 한다.

또한 편안하게 다이어트를 하는 경우에는 상관이 없지만, 살에 대한 강박관념으로 스트레스를 많이 받으면서 다이어트를 하는 경우에는 면역력이 일시적으로 떨어져서 감기에 걸리기도 한다. 작심삼일이라고 처음 삼 일, 일주일을 죽자고 다이어트를 하는 경우에 주로 이런 일이 생긴다.

또 한약을 복용하면서 다이어트를 하는 경우에 두통과 몸살이 일시적으로 강하게 나타나는 경우가 간혹 있다. 이는 대부분 한약의 효과 중에 혈액순환을 촉진시키는 효과로 인해 몸의 막혀 있던 부분이 풀리면서 나타나는 증상이다. 이런 증상이 있을 때는 수분을 충분히 섭취하고 가볍게 땀을 내주면 빨리 호전된다.

무릎과 허리 통증

무리한 운동으로 다이어트를 하면 무릎과 허리에 문제가 생길 수 있다는 것은 모두 알고 있는 상식이다. 하지만 정상적으로 부드럽게 운동을 하는데도 무릎과 허리에 통증이 생길 수 있다. 이것은 바로 '무게중심의 변화' 때문이다.

살이 찌면 몸의 무게중심과 움직임이 변하게 된다. 그러면서 걸

알아보자, 살 빠지는 다이어트 상식

음걸이가 뒤뚱거리고 어기적거리는 모양새를 갖게 된다. 이런 상태에서 살이 빠지면서 무게중심이 정상적인 범위로 회복되면 그동안 잘못된 자세에 적응되어 있던 몸이 정상적인 무게중심에 적응하지 못해 통증이 나타나는 것이다.

대부분의 경우 스트레칭과 가벼운 체조, 걷기 운동을 꾸준히 해 주면 바로 회복이 되기 때문에 크게 걱정할 필요는 없다. 한의원에서 침을 맞으면 더 빨리 회복되기도 한다.

다만 원래부터 관절에 문제가 있어서 통증이 강한 경우는 당연히 치료를 하면서 다이어트를 하는 것이 좋다. 이런 경우는 치료와 다이어트를 병행하는 방법이 있으니 전문가와 함께 다이어트를 진행하도록 한다.

피부 트러블

체내 과도한 지방은 혈액순환을 막고 독소로 작용을 한다. 그래서 비만이 심해질수록 피부 트러블이 심해지는 경향이 있다. 또 지방에서 유래된 물질이 호르몬 균형을 깨 염증을 유발하고 피부 트러블을 일으키는 것이다. 한의학에서는 이러한 것들을 습담(濕痰), 어혈(瘀血) 등의 병리로 설명을 한다.

어떤 경우는 체내 지방이 늘면서 지방 속에 독소를 가둬버리는 경우가 있다. 마치 벌들이 벌통 속에 들어온 해충과 천적을 없애버릴 수가 없는 경우 밀랍으로 완전히 둘러싸서 밀폐해버리는 것과 같다. 이렇게 차단되었던 독소가 지방이 줄어들면서 밖으로 노출이 되면 몸에 병적 반응을 유발한다. 살이 빠지면서 갑자기 피부 트러블이 생기는 경우가 바로 이런 이유 때문이다.

대개의 경우는 혈액순환이 촉진되면서 염증 물질이 원활하게 제거되기 때문에 저절로 없어진다. 그리고 결과적으로는 피부가 더 맑아지고 좋아진다. 하지만 차단되어 있던 독소가 너무 많아 일주일 이상 피부 트러블이 지속되거나 급격하게 악화되는 경우라면 적극적인 치료가 필요하다.

전문가에게 기존에 어떤 피부 질환이 있었는지, 내부 장기의 불균형은 무엇인지를 알고 치료하면 원래 가지고 있던 피부 질환까지도 치료하면서 다이어트를 할 수 있다.

손발 저림과 경련

다이어트를 하다 보면 어느 날 자다가 종아리에 쥐가 나거나 팔다리가 저리는 경우가 있다. 이를 두고 너무 안 먹어서 영양 결핍이

알아보자, 살 빠지는 다이어트 상식

생긴 것이 아닌지 걱정하고, 마그네슘이 부족해서 그렇다고 영양제를 먹는 사람들이 있다. 물론 과격한 다이어트인 경우에는 영양 결핍에 의한 부작용으로 생각할 수 있다. 하지만 정상적으로 건강하게 살을 빼는 경우에도 충분이 나타날 수 있다.

이런 증상은 에너지를 보호하려는 몸의 반응으로 가장 중심에 있는 복부 지방을 보호하기 위해서 몸통에서 멀리 떨어져 있는 팔다리에 에너지 공급이 일시적으로 줄어드는 것이다. 그래서 평소보다 영양 공급이 떨어지니까 저리고 쥐가 나게 된다. 이런 경우 꾸준히 스트레칭을 하고, 수분 섭취를 충분히 하는 것이 중요하다. 또 가끔씩 반신욕이나 핫팩으로 근육을 풀어주면 서서히 좋아진다. 손발이 차가워지는 것도 마찬가지 이유에서 발생한다.

팔다리나 손발뿐 아니라 몸 전체가 차갑고 추위를 탄다고 하는 경우도 있다. 몸이 차가워지는 것은 살이 빠진 몸에 혈관이 적응하지 못해 발생하는 일시적인 것이다. 적정 체중으로 살이 빠지면 오히려 혈액순환이 좋아지므로 금세 따뜻해지고 건강해진다.

하지만 체지방의 감소로 생긴 추위는 좀 다르다. 체지방은 피부 밑인 피하에서 체온을 유지하는 보온 작용을 한다. 그래서 뚱뚱한 사람이 더위를 더 많이 타는 경향이 있다. 체지방이 줄어들면 보온 효과가 줄어들기 때문에 당연히 쉽게 추위를 타게 된다. 몸이 미처 적응하지 못하고 겨울을 맞게 되면 평소와 다른 추위를 맛보게 될 테니 내복 등 보온 용품을 철저히 준비해야 한다. 추위를 심하게 느끼는 경우에는 휴대용 핫팩을 이용해서 몸을 따뜻하게 유지하는 것이 좋다.

추워서 고생스러울 때는 다가올 여름에는 예전보다 시원하게 보낼 수 있다는 것을 떠올리며 위로하기 바란다. 살이 빠진 상태로 사계절을 보내고 나면 몸이 익숙해져 두 번째 겨울에는 처음만큼 고생스럽지 않을 것이다.

추위가 너무 심하게 느껴지거나 쥐가 나는 증상이 너무 심하게 나타나는 경우에는 전문 의료 기관을 찾는 것이 좋다. 한의원에서는 이런 경우 몸의 증상과 체질에 맞게 여러 가지 한약재로 처방을 하는데, 그중에서도 계지(桂枝)가 가장 많이 응용된다.

생리의 변화

몸속에 비만 세포가 너무 많으면 성호르몬이 교란되면서 여성의 경우 생리 불순이 생긴다. 이런 경우 살을 빼면 생리가 정상화된다. 불임이었다가 살을 빼고 자연 임신이 되었다는 이야기는 흔히 들을 수 있는 경험담이다.

하지만 다이어트를 하는 중에는 정상적이었던 경우에도 생리 불순이 올 수 있다. 증상은 주로 생리 주기가 길어지거나 한두 달 생리를 건너뛰거나 생리량이 줄어드는 것이다.

다이어트로 몸속에 저장된 에너지가 갑자기 줄어들면 줄어든 만큼 에너지를 보충하기 위해서 대사량을 줄이고 에너지 소모를 막는 방향으로 몸의 변화가 생긴다. 이런 과정에서 지금 당장 생존을 위해 필요한 활동이 아닌 임신과 출산을 위한 준비 과정인 생리는 후순위로 밀리게 된다. 그래서 생리에 변화가 오는 것이다.

대개는 일시적으로 변했다가 정상으로 되돌아오지만 4개월 이상 지속된다면 다이어트로 인한 원인 외에 다른 질병이 있을 수 있으니 전문 의료 기관에서 검사해보는 것이 좋다.

그리고 반대로 생리가 더 잦아지는 경우도 있다. 분명히 생리를 한 지 얼마 안 되었는데 생리를 또 하거나, 방울방울 출혈이 계속되는 경우도 있다.

이런 경우는 몸속 지방과 독소가 줄어들면서 혈액순환이 촉진되어서 몸에 있던 어혈이 빠져나오는 반응이다. 짧으면 며칠, 길면 보름 내에 출혈이 멈추고 정상 주기로 돌아간다. 이 경우도 보름 이상 출혈이 지속되면 전문가의 진단을 받아보는 것이 좋다.

생리와 관련하여 다이어트로 인해 심각한 문제가 되는 것은 저체중으로 무월경이 된 경우다. 이런 경우에는 다이어트를 중단하고 치료를 하는 것이 좋다. 만약 직업적인 목적이나 특별한 이유 때문에 다이어트를 어쩔 수 없이 지속해야 된다면 꼭 전문가의 관리하에 진행하도록 하자.

탈모

일반적인 다이어트에서는 탈모 현상이 많이 나타나지 않는다. 하지만 고도비만의 경우 15~20kg 이상 살이 빠지면 탈모가 생기는 경우가 있다. 대부분의 경우 일시적인 휴지기 탈모로 시간이 지나면 원상 복귀된다.

탈모 현상 역시 다이어트를 중단하는 대표적인 이유 중 하나다. 하지만 머리가 빠진다고 무조건 다이어트를 중단하기보다는 빠지는 정도를 가늠해야 한다. 하루에 80개 내외라면 보름에서 한 달 안에 증세가 완화될 것이므로 그냥 다이어트를 진행하는 것이 좋다.

물론 원래부터 탈모가 있던 사람이나, 심각한 스트레스를 동반한 경우, 정상 체중 이하로 과도한 체중 감량을 한 경우, 너무 오랜 기간 동안 다이어트를 하다 말다 한 경우에는 심각한 탈모 증상이 생길 수도 있기 때문에 주의 깊게 관찰하는 것이 좋다. 특히 평소 탈모 증상이 있었던 사람의 경우 탈모 속도가 빨라졌다고 판단되면 바로 다이어트를 중단하고 탈모 치료를 받는 것이 좋다.

한의학에서는 모발을 '혈지여(血之餘)'라고 한다. 기혈(氣血) 중에서 혈이 충분하면 머리가 잘 나온다는 의미로, 보혈(補血)시키는 처방을 사용하고, 두피와 후두부, 어깨 승모근 쪽 혈액순환을 도와주는 침구 치료를 병행한다.

골다공증

골다공증은 뼈의 강도가 약해져서 골절이 일어날 가능성이 높은 상태를 말한다. 할머니들이 뼛골이 아픈 골다공증으로 고생한다고 말하지만 사실 골다공증 자체는 증상이 없다.

다이어트를 할 때도 먹는 것을 줄이니까 영양분이 부족해 골다공증이 생길 것이라고 걱정하는 사람이 많다. 그래서 밥은 줄여서 먹지만 칼슘제는 꼭 챙겨 먹는 사람도 있다. 하지만 비만이라는 상태가 이미 영양의 과잉으로 생긴 것이기 때문에 영양제로 영양을 보충하면서 살을 뺀다는 것은 모순이다.

옛날처럼 육류의 섭취가 부족했을 때는 칼슘 부족이 골다공증의 제일 중요한 원인이었지만 지금은 다르다. 이미 칼슘을 포함한 영양분을 충분히 섭취했기 때문에 뼈를 튼튼하게 하려면 운동과 중력의 자극이면 충분하다. 이런 상황에서 운동은 하지 않고 칼슘만 섭취하면, 쓰이지 않고 남은 칼슘이 오히려 요로결석 같은 부작용을 만들 뿐이다. 다이어트를 시작하면 조금이라도 이전보다 운동을 하기 때문에 일시적인 영양 섭취는 줄어들어도 운동 자극으로 뼈는 오히려 더 튼튼해진다.

그리고 뼈를 튼튼히 하는 데 꼭 중요한 요소가 하나 더 있다. 바로 햇빛이다. 뼈를 만드는 데 중요한 비타민D는 햇빛을 쬐어야만 체내에 합성이 된다. 자외선을 과다하게 쬐면 몸에 좋지 않지만 그렇다고 너무 햇빛을 피하고 살면 안 된다. 적당한 일광욕은 뼈를 튼튼하게 만들고 기분을 좋게 만든다.

요즘처럼 실내 생활이 많고 교통이 편리한 세상에서는 따로 신경 쓰지 않으면 해를 볼 일이 별로 없다. 골다공증이 걱정된다면 칼슘이 많이 들어 있는 음식에 집착하지 말고 충분히 걷고 틈틈이 햇빛을 쬐는 것이 더 도움이 된다.

학창시절 공부하다가 쉬는 시간에 농담처럼 하던 말이 생각난다. "야, 광합성 하러 나가자!" 광합성은 식물만 하는 것이 아니다.

성 기능 장애

살이 찌면 남녀 모두 혈액순환이 안 좋아지기 때문에 성 기능이 저

알아보자, 살 빠지는 다이어트 상식

하되는 경향이 있다. 몸이 피곤하고 힘들기 때문에 리비도(libido)도 떨어지고, 상대방에 대한 성적 친밀도도 떨어지게 된다.

보통 살이 빠지면 성 기능은 회복된다. 하지만 과격한 다이어트 중에는 몸이 힘들기 때문에 일시적으로 성적 의욕이 저하되기도 한다. 또 과격한 다이어트가 아니더라도 남성의 경우 다이어트 중에는 밥을 덜 먹고 운동을 많이 하면 아랫도리로 모이는 기운이 줄어들게 되고 그래서 일시적인 성욕 저하나 발기 능력 저하가 생긴다.

이는 여성에게는 거의 없는 증상이지만 남성에게는 간혹 생긴다. 하지만 크게 걱정할 필요는 없다. 시간이 조금 지나면 오히려 혈액순환이 좋아져서 성 기능이 더 좋아지게 된다. 일시적인 성 기능 저하로 지레 겁을 먹고 다이어트를 중단하지 않길 바란다.

채소도 많이 먹으면
살이 찐다

하루는 진료실에서 비만 환자를 진료하고 주의 사항을 설명한 뒤 상담을 마쳤다. 그리고 작별 인사를 하는데 그 순간 환자가 의미심장한 미소를 띠고 이렇게 물어봤다.

"그런데 원장님, 도대체 뭘 먹으면 살이 안 찌나요?"

다리에 힘이 탁 풀리는 질문이었다. 방금 전 내가 한 설명이 바로 어떤 음식이든지 많이 먹으면 찌고, 덜 먹으면 빠진다는 이야기였다. 이것을 30분 이상 들은 환자가 한 질문이기에 더 기운이 빠졌는지도 모른다. 이런 질문에 내 답변은 늘 한결 같다.

"그런 건 하늘 아래, 땅 위에 없습니다. 어떤 음식도 많이 먹으면 찝니다."

다이어트의 제일 큰 적은 핑계다. 이래서 못했다, 저래서 못했다,

이건 여기에 좋다고 해서 먹었다, 저건 저기에 좋다고 해서 먹었다 등 자기가 다이어트를 지속하지 못한 이유를 방송과 인터넷, 그리고 박사, 교수, 외국의 저널까지 끌어와 나름 근거를 가지고 말한다. 하지만 결론은 모두 핑계다.

다이어트의 목표에는 음식에 대한 욕심에서 어느 정도 자유로워지는 것이 포함되어 있다. 다이어트를 통해 어떤 음식이든지 먹고 싶으면 적당히 먹고, 그만 먹고 싶을 때 그만둘 수 있는 그런 자연스러운 상태가 되도록 만드는 것이다. 그런데 음식에 대한 인간의 욕망은 그렇게 호락호락하지 않다. 그래서 뭔가 이유와 핑계를 가지고 자기가 먹고 싶은 욕망을 채우려고 노력한다.

이때 가장 흔하게 사용되는 핑계 도구가 칼로리와 GI(당지수)다. 칼로리와 GI는 다이어트에서 중요한 개념이고 낮은 칼로리와 GI 음식들은 당연히 살이 덜 찐다. 그러나 인간의 관심은 사실 칼로리와 GI가 아니다. 많이 먹고도 살이 찌지 않기를 바라는 것이다. 여기서 비극이 시작된다.

'많이' 먹어도 살이 찌지 않는 것에 집착하게 돼 결국은 '많이' 먹는 상태를 유지하게 된다. 그 음식 자체는 살이 덜 찔지 모르지만 사람들이 그 음식을 '많이' 먹는다면 결과는 마찬가지가 된다. 살이 덜 찌는 음식을 먹었다는 마음의 위안은 될지 모르지만 결국 또 '많이' 먹었으므로 다이어트는 실패하게 된다.

이렇게 사람들을 위로하는 대표적인 음식이 채소다. 섬유질이 풍부하고 각종 비타민과 미네랄이 골고루 들어 있어 다이어트 음식으로 더할 나위 없이 훌륭하다. 하지만 이 채소도 너무 많이 먹으면 살이 찐다.

많이 먹는다는 것은 에너지 섭취량을 늘린다는 것 외에 위장의 크기를 늘린다는 의미가 있다. 위장이 늘어나면 궁극적인 식욕은 줄지 않는다. 그렇기 때문에 채소를 많이 먹으면 일시적으로 체중이 감량되는 효과가 있더라도 늘어난 위장의 크기 때문에 결국 언젠가는 요요 현상을 겪게 된다.

이제 "뭘 먹으면 살이 안 찌나요?"라고 묻는 것을 그만두자. 무엇이든 먹으면 찌고, 안 먹으면 빠지는 것이 기본이다. 먹어도 살이 찌지 않는다거나, 먹을수록 살이 빠지는 음식은 있을 수 없다.

알아보자, 살 빠지는 다이어트 상식

홍삼도 먹으면
살이 찐다

건강을 위해서 영양제나 건강기능식품 하나쯤 복용한 경험이 있을 것이다. 비타민, 오메가3, 클로렐라, 알로에, 홍삼, 마늘, 산수유, 블루베리 등 지금 시장에는 종류를 모두 셀 수 없을 정도의 다양한 영양제와 건강기능식품들이 있다.

몸에 꼭 필요한 성분이라는 선전 문구 때문에 이 중 하나라도 복용하지 않으면 건강에 큰 이상이 생길 것 같을 정도다. 그래서 다이어트를 할 때도 건강을 해치지 않도록 여러 종류의 영양제와 건강기능식품을 계속 복용하는 사람들이 많다.

하지만 이것은 다시 한 번 생각해봐야 한다. 영양제는 원래 먹고 살기 힘든 시절, 다양한 식품을 섭취하지 못하는 상황에서 영양의 불균형을 보충하기 위해서 처방되었던 것이다. 그러나 이제는 상황이 좀 달라졌다. 영양의 불균형과 부족 현상은 거의 없다고 봐도 된다. 오히려 너무 많이 섭취해서 영양 과잉 상태로 다이어트를 하고 있지 않은가.

살이 쪘다는 것, 비만이라는 것 자체가 영양 과잉 상태다. 그래서 일시적으로 약간 영양실조 상태를 만들어주는 것이 비만 치료의 기본이다. 그런데 영양을 지속적으로 공급을 하면 당연히 살이 빠지는 속도가 늦어지게 된다. 또한 건강기능식품 중에서는 주요한 성분보다 맛을 좋게 하는 부형제나 감미료가 더 많이 들어간 것이 많다. 이런 경우라면 더 심하게 다이어트를 방해하게 된다.

실제 진료를 하다 보면 충분히 식사량을 줄였는데도 살이 빠지는 속도가 너무 늦는 경우가 있다. 이런 경우 추적 관찰을 해보면 다이어트를 하면서도 영양제나 건강기능식품을 과다하게 복용한 경우가 많다. 특히 한방 비만 치료의 경우에는 한약 복용을 병행하고 있다면 그 한약에는 기본적인 영양분을 포함하고 있기 때문에 따로 영양제를 복용할 필요가 전혀 없다. 그럼에도 밥이 아니라는 생각에 이것저것 챙겨 먹는 사람이 있는 것이다.

다이어트를 할 때 식사량을 줄여 건강이 염려된다면 자신의 비만 정도가 어느 정도인지, 어떤 영양분이 부족한지 전문가에게 정확하게 진단을 받고 최소한으로 필요한 것들만 복용하며 다이어트를 진행하는 것이 좋다.

알아보자, 살 빠지는 다이어트 상식

　나의 경우는 종합비타민제 한 가지 정도는 허용하기도 하지만 웬만하면 대부분의 건강기능식품은 복용을 금지시킨다. 한방 다이어트 특성상 이미 좋은 보약을 쓰고 있기 때문에 건강기능식품의 추가 복용은 별 의미가 없기 때문이다.

　또 이런 영양제나 건강기능식품 외에도 다이어트를 하면서 인삼이나 홍삼을 복용하는 경우도 있다. 인삼이나 홍삼의 경우 부형제나 감미료와 같은 다른 첨가물도 없고 한약재이니 칼로리도 높지 않으면서 건강에는 좋다는 생각을 갖고 있다. 그러나 나는 인삼과 홍삼 복용을 가장 조심한다.

　인삼과 홍삼의 효과 중에서 가장 중요한 작용은 '보기 보비위(補氣補脾胃)'다. 뜻을 풀이하면 기운을 보충하고 소화기를 튼튼하게 해 준다는 것이다. 위장이 좋아지면 영양분의 소화흡수율이 좋아진다. 먹은 것을 잘 흡수하니 밥맛이 좋아지고 섭취량이 늘어난다. 먹는 양이 늘어나니 당연히 살이 찐다. 따라서 다이어트 중에 인삼이나 홍삼은 오히려 방해가 된다.

　다시 한 번 말하지만 비만은 영양 과잉으로 생긴 것이다. 영양을 조절하고 줄여야 하는데 오히려 영양을 보충한다는 것은 말이 되지 않는다.

평소 식사량의 30%로
줄여야 살이 빠진다

'적게 먹고 더 움직이는 것'이 단 하나의 다이어트 원칙이라는 것은 누구나 알고 있다. 모두 알고는 있는데 왜 다이어트를 성공하는 것이 어렵기만 할까. 또 어째서 다이어트 방법은 이렇게 여러 가지가 존재하는 것일까. 이유는 바로 사람들의 욕심 때문이다.

적게 먹고 더 움직이는 것이 원칙이지만 누구도 피곤하고 힘든 몸을 이끌고 그런 고생을 하고 싶지 않다. 그래서 '많이 먹고 움직이지 않아도 되는 방법'을 찾아서 헤매는 것이다. 이것만 먹으면 빠진다, 먹고 잠만 자면 빠진다, 이 운동만 하면 빠진다, 이 비법이면 충분하다 등 각종 다이어트 방법을 수식하는 문구는 모두 이런 사람들의 심리를 파고들어 돈벌이를 하자는 것이다.

어떤 특별한 방법으로 일시적으로 살이 빠질 수는 있지만 결국은

알아보자, 살 빠지는 다이어트 상식

다시 원상 복귀되고 만다. 아니 오히려 살이 더 쪄버리는 경우가 더 많다. 다이어트에 성공했다고 하는 방법이나 유행하는 다이어트 방법을 잘 살펴보면 핵심은 한 가지다. 수단과 방법은 달라도 결국은 '먹는 것을 줄이는 것'이다.

원칙으로 돌아가야 한다. 내가 어떻게 하면 덜 먹을 수 있을까, 내가 어떻게 하면 더 움직일 수 있을까를 고민해야 한다. 힘들지만 자기 생활습관에서 무엇을 교정해야 이런 상황을 만들 수 있는지를 알아야 성공할 수 있다.

덜 먹기와 더 움직이기는 모두 중요하다. 그래서 어느 것에 비중을 두는가에 따라 식이요법을 중심으로 하는 단식원 스타일과 운동요법을 중심으로 하는 헬스클럽 스타일로 나눠진다. 가장 좋은 방법은 두 가지 다 병행하는 것이다. 하지만 현실적으로 둘 중 하나를 택해야 한다면 나의 오랜 임상 경험에 비춰 더 움직이기보다는 덜 먹기 쪽으로 손을 들겠다.

전문 운동선수가 아닌 이상 운동만으로 살이 빠질 만큼 많은 양의 운동을 하는 것은 무리가 있다. 그리고 아무리 힘들게 움직여도 맛있는 음식을 푸짐하게 한 끼 먹으면 체중은 금세 다시 올라간다.

이에 비해 음식을 조절하는 것은 보다 근본적인 해결 방법이 된다. 요즘 비만이 많은 이유 중 하나는 맛있는 음식이 너무 많기 때문이다. 음식이 맛있어 자꾸만 더 먹다 보면 자기도 모르게 일상적으로 과식을 하게 된다. 과식은 위장을 커지게 하고 위장이 커지면 예전에 과식이라고 생각했던 음식량도 적당하다고 느끼게 된다. 즉 1회 절대 섭취량이 늘어나게 되는 것이다.

배가 부를 때까지 아무 생각 없이 맛있으니까 먹었는데 다 먹고 보면 실로 엄청난 양을 먹게 되었고, 그 결과 체중이 늘게 된다. 이렇게 늘어난 체중을 감량하기 위해 일시적으로 먹는 것을 줄이면 체중이 내려간다. 이에 만족하고 다이어트를 멈추면 체중은 금방 복귀된다. 아마 이 책을 읽는 대부분의 사람들이 겪어 봤을 것이다. 그럼 어떻게 해야 몸무게가 복귀되지 않을까. 바로 위장이 완전히 줄어들 때까지 다이어트를 하는 것이다.

위장이 완전히 줄어들 때까지 필요한 시간에 대한 정확한 학문적 자료는 없다. 다만 자궁의 수축을 보고 유추할 수는 있다. 자궁은 자신의 주먹 정도의 크기다. 하지만 출산 직전에는 3kg 정도의 아기가 들어 있을 정도로 커졌다가 평균적으로 출산 후 6주가 지나면 정상적인 자궁의 퇴축이 이루어지면서 원래 크기로 돌아간다. 이것이 가능한 이유는 출산 후 자궁 속이 완전히 비기 때문이다.

하지만 위장은 오랜 기간 동안 완전히 비우기가 어렵다. 따라서 자궁 퇴축 속도의 두 배 정도의 시간이 필요하다고 본다. 일반적으로 비만 치료의 기본 기간을 12주, 즉 3개월로 정한다.

3개월 정도 지속적으로 소식을 하게 되면 과식에 적응하기 위해

알아보자, 살 빠지는 다이어트 상식

위장이 늘어났던 것처럼 소식에 적응해 위장이 줄어들게 된다. 위장이 줄어들면 적게 먹어도 포만감이 생기고 더 먹고 싶은 식욕도 안 생긴다. 다이어트의 진짜 비밀은 바로 이 위장의 크기를 줄이는 것이다.

이 상태를 빨리 만드는 것이 다이어트에 성공하고 요요가 생기지 않는 가장 좋은 방법이다. 위장의 크기를 줄이기 위해서는 덜 먹는 것이 가장 중요하다. 물론 칼로리가 적게 먹는 것도 필요하지만, 음식의 부피와 양을 신경 써서 먹는 것이 더 중요하다.

위장의 크기를 줄이는 방법으로 '위밴드수술'과 '위절제술'이라는 것이 있다. 보통 초고도비만을 치료하기 위한 최후의 방법으로 선택하는 외과적 수술 방법이다. 개인적으로 권하고 싶지 않은 방법이다. 이는 당장 쉽고 큰 효과는 얻을 수 있지만 스스로 식단을 조절하며 서서히 얻은 결과와는 비교할 수 없다.

또 순식간에 인위적인 조작으로 얻게 된 결과이기 때문에 다시 되돌아갈 가능성이 있다. 그때는 정말 골치 아픈 비만 환자가 된다. 최후의 방법을 써버린 후 다시 돌아간 비만을 어떤 방법으로 치료할 수 있겠는가. 자기의 노력으로 자신을 바꾸었을 때 그것을 진정한 건강이라고 말할 수 있는 것이다.

수단과 방법을 가리지 말고
먹는 것을 줄여라

앞서 위장의 크기를 줄이기 위해서 음식 섭취량을 줄이는 것이 중요하다고 말했다. 다이어트에서 적게 먹는 것이 중요하다 보니 간혹 일시적으로 식사를 전혀 하지 않는 금식이나 매우 적은 양만 먹는 절식을 해야 하는 경우가 있다. 이때 식사를 하지 않는 것에 부정적인 선입견을 갖는 경우가 있는데 그런 관점보다는 왜 음식을 적게 먹어야 하는지 혹은 굶어야 하는지를 정확히 아는 것이 중요하다.

일반적으로는 다이어트 식단이라고 하면 '하루 권장 섭취 칼로리'를 기준으로 말한다. 보통 하루에 1000kcal 이하로 섭취하면 몸에서 이상 반응이 오니 이것보다는 더 먹어야 된다고 한다. 하지만 실제로 다이어트를 해보면 이것은 무조건 지켜야 되는 법칙은 아니다.

알아보자, 살 빠지는 다이어트 상식

다이어트를 한다는 것은 이미 몸속에 영양분이 충분하다 못해 넘 친다는 의미다. 그러니 새롭게 영양분을 공급할 것이 아니라 있는 영 양분을 꺼내서 써먹어야 살을 뺄 수 있다. 수분 섭취만 충분하다면 하루 권장 섭취 칼로리를 밑도는 초저열량 식단도 전혀 문제 없다.

그럼 하루 종일 단체로 쫄쫄 굶는 단식원에 들어가는 것은 어떨 까. 이것은 썩 좋은 선택이 아니다. 다이어트는 현재 자신이 살아가 고 있는 환경 안에서 해야 한다. 제한적인 환경인 단식원에서 다이 어트를 하게 되면 통제가 불가능한 집으로 돌아왔을 때 오히려 식 욕이 폭주하는 경우가 많다.

그렇다면 무엇을 기준으로 식사량을 줄이는 것이 가장 좋을까. 내가 제안하는 기준은 바로 '자기 자신'이다. 자기의 생활을 유지하 고 평상시 대로 활동해도 큰 지장이 없는 수준이 바로 기준이 된다. 직장인이라면 출근해서 일하는 데 문제가 없을 정도, 학생이라면 공부하는 데 힘들지 않을 정도, 주부라면 살림을 하는 데 지장이 없 을 정도를 말한다.

처음 식사를 줄이면 금방 큰일이 날 것만 같지만 사실은 그렇지 않다. 어떤 사람은 상대적으로 아주 오랜 시간 식사를 안 하고도 잘 견디기도 한다. 자기 몸의 상태와 주위 환경이 다르기 때문에 절대적 인 기준은 없다. 하지만 반드시 지켜야 할 것은 있다. 첫 번째는 물을 충분히 마시는 것이고, 두 번째는 몸을 꾸준히 움직이는 것이다.

이미 체내에 저장한 영양분이 많기 때문에 음식은 줄여도 당장 큰 문제가 없다. 오히려 넘치던 영양분을 꺼내 써 체내 균형이 맞아지고 쌓여 있던 노폐물의 배출이 늘어 건강해진다. 하지만 물은 그렇지 않다.

물은 영양분처럼 몸속에 저장되지 않는다. 일정량이 넘으면 소변을 통해 그때그때 내보낸다. 그렇기 때문에 다이어트 중이라도 수분 공급은 충분히 해주어야 한다. 이때 물은 무엇인가가 첨가된 특별한 물보다는 맹물이 제일 좋다. 첨가된 것이 몸에 좋은 것이라고 할지라도 그것 자체도 음식이 될 수 있다. 그렇게 되면 애초 의도했던 절식과 금식이 되지 않으니 가급적 아무것도 들어 있지 않은 맹물을 섭취하도록 한다.

몸을 꾸준히 움직여야 하는 이유는 몸속의 순환을 돕기 위해서다. 식사를 줄이면 우리 몸은 줄어든 영양분만큼 에너지가 부족한 상태로 인식하고 가만히 누워 있거나 최대한 몸을 움직이지 않으려고 한다. 그러다 보면 몸의 순환이 떨어져서 저장된 에너지가 활성화되지 않는 상태가 된다. 그리고 몸이 점점 더 힘들어져 결국 완전히 탈진하게 된다. 이것을 막기 위해서 계속 몸을 움직여야 한다.

나는 다이어트를 하기 위해서 단식원에 들어가거나 휴가를 내는 등 특별한 상황을 만드는 것을 권하지 않는다. 이런 특별한 상황 속에서 사람들은 오히려 일상생활을 했으면 어쩔 수 없이 움직였어야

알아보자, 살 빠지는 다이어트 상식

할 기본적인 움직임조차 하지 않을 수 있다. 따라서 활동량이 평소보다도 줄어 저장된 에너지를 꺼내 쓰지 못하게 된다. 결과적으로 자기 생활을 유지하면서 절식과 금식을 하는 것이 더 좋은 결과를 가져온다.

그럼 도대체 언제까지 절식과 금식을 해야 할까. 이것은 걱정할 필요 없다. 절식과 금식을 지속하다 보면 어느 순간 자기 생활을 유지하기가 힘들어지게 된다. 그때가 바로 멈출 때다. 몸에서 시키는 대로 자연스럽게 흐름을 따르면 되는 것이다.

만약 절식 정도가 아니라 2~3일 이상의 금식을 하게 되는 경우라면 가급적 전문가의 도움을 받은 것이 좋다. 금식 자체가 위험하다기보다는 몸에 나타나는 반응이나 상태에 적절히 대응하지 못하면 다이어트를 포기하기 쉽기 때문이다. 또 간단히 처치할 수 있던 문제를 심각하게 발전시킬 수도 있다.

다이어트 성공에서 가장 중요한 것은 위장을 작게 만드는 것이다. 이를 위해 가장 효과적인 방법은 식사량을 줄이는 것이고 이런 과정에서 몇 끼를 굶을 수 있다. 그리고 그 과정에서 개인마다 문제가 발생할 수도 있지만 그것이 두려워서 절식이나 금식을 하지 않을 만큼 심각한 문제는 없다.

앞서 말한 사항을 잘 지킨다면 몸에 무리가 가지 않고 적당하게 절식과 금식을 진행할 수 있다. 다시 한 번 강조하지만 자기 생활을 유지할 수 있을 정도의 절식과 금식 그리고 충분한 수분 섭취, 꾸준히 몸 움직이기가 중요하다.

이렇게 금식이나 절식에 대해 설명하면 바로 이어지는 질문이 있다. 바로 보식에 관한 것이다. 많은 사람들이 금식이나 절식 중에는 위장이 일을 하지 않기 때문에 바로 정상 식사로 돌아갈 경우 위장에 부담이 갈 것이라고 생각한다. 그래서 충분히 보식을 하는 것을 당연하게 생각한다. 나도 대체로 이런 의견에 찬성한다. 하지만 너무 유난을 떠는 것이 문제다.

위장이 약한 사람이 일주일 이상 절식을 한 경우에는 세심하게 위장 상태를 파악하며 부드러운 음식부터 섭취하는 것이 옳다. 하지만 위장이 튼튼했던 사람이 일시적으로 금식과 절식을 했다면 보식에 크게 신경쓰지 않아도 된다. 그래도 불안해서 꼭 보식을 하고 싶다면 아주 쉽고 편한 방법이 하나 있다. 바로 우리의 '입'을 이용하는 것이다.

원래 보식의 기본은 아주 묽은 숭늉부터 미음, 죽, 밥 등 되직한 순서로 식사를 조절한다. 이때 숭늉이나 미음, 죽 모두 쌀을 갈아 오래 끓여서 만든다. 그리고 36.5도라는 따뜻한 체온과 치아라는 믹서를 이용해서 천천히 먹는다. 일반 밥을 조금씩 입에 넣고 오랫동안 씹어서 따뜻한 물과 함께 서서히 삼키면 된다.

이런 식의 보식을 권하는 가장 큰 이유는 우리가 먹는 죽의 양이

알아보자, 살 빠지는 다이어트 상식

의외로 많다는 데 있다. 죽 전문점에서 죽을 주문하면 큰 사발에 가득 나온다. 혹 집에서 가족이 만들어주는 경우도 "그동안 힘들고 고생했다"며 영양분 가득한 좋은 재료를 듬뿍 넣어 한 사발 가득 담아준다.

이 죽 한 사발을 먹기 전 생각해야 할 것이 있다. 그동안 왜 힘들게 절식을 했는가? 위장의 크기를 줄이기 위해서였다. 그런데 간신히 줄어든 위장에 죽을 한 사발씩 들이붓는다면? 다시 위장이 늘어나게 되는 것이다. 그래서 보식하다가 살이 더 찌는 경우도 종종 있다.

그러니 보식을 해야 하는 경우에는 다음과 같이 하자. 첫째, 위를 보호하기 위해 너무 자극적인 것은 피한다. 특히 매운 음식을 조심해야 한다. 둘째, 아주 적은 양으로 시작해서 양을 서서히 늘려간다. 셋째, 오랫동안 씹고 천천히 삼킨다. 이것만 지키면 죽과 같이 특별한 음식으로 보식할 필요 없이 일반식으로도 충분히 보식을 할 수 있다.

다섯 끼니를 먹어도
살찌지 않을 수 있다

최근에 《1일 1식》이라는 책이 출간되어 범사회적으로 끼니 반란을 일으켰다. 세 끼를 꼬박 먹는 것이 건강에 좋다는 통념을 깨버린 것이 대박의 이유일 것이다.

추상적으로 무조건 덜 먹으라고 표현하지 않고 구체적으로 하루에 한 끼만 먹으라고 하니 황당하지만 한편으로는 다른 것 필요 없이 하루 한 끼만 먹으면 된다는 간편한 방법이 솔깃하다.

이 책의 인기가 치솟을수록 하루 한 끼만 먹어도 된다, 안 된다 하는 갑론을박이 많다. 비만을 오랫동안 치료해온 나에게도 환자를 시작으로 지인들까지 많이 물어본다. 그럼 나는 "당신이 하고 싶은 대로 하면 된다"라고 답한다. 그리고 다음 이야기를 해주곤 한다.

알아보자, 살 빠지는 다이어트 상식

중국 쓰촨성의 오지에서 살던 한 아이가 상해의 친척집에 와서 살게 되었다. 친척은 아이와 아침, 점심, 저녁을 함께 먹었다. 그런데 이 아이는 식사를 할 때마다 한 번씩 고개를 갸웃거렸다. 그러면서 "밥을 또 먹어요?"라고 물었다.

처음에는 음식이 입에 안 맞아 소화가 안 돼서 그러겠거니 생각했지만 며칠이 지나도 아이는 번번이 식사를 할 때마다 같은 질문을 했다. 친척은 아이에게 왜 그런 질문을 하느냐 물었다. 그러자 아이는 자신은 이날까지 세상의 모든 사람은 하루에 한 끼만 먹고 사는 줄로 알았다고 답했다.

아이가 살던 곳은 워낙 가난한 시골 오지인지라 모든 사람이 하루에 한 끼만 먹으며 생활했던 것이다. 그래서 오히려 하루 세 끼를 모두 먹는 것이 이상하게 느껴진 것이다.

불과 몇 십 년 전만 해도 우리나라도 하루 끼니 걱정을 해야 했다. 그러다 보니 세 끼를 챙겨 먹는 것이 잘 사는 것이고, 잘 먹는 것이 건강해지는 것이었다. 그러나 지금은 먹을 것이 너무 풍족하다.

세 끼 외에도 간식도 먹고, 저녁을 먹고도 잠들기 전 야식을 먹는다. 그 외에도 술자리에서 안주를 먹고 식사를 마치고 디저트로 과일이나 아이스크림, 케이크 등 단 것을 먹는 것이 일상이다. 이들을 모두 합치면 하루 다섯 끼 정도의 양을 먹는 셈이다. 게다가 매 끼니마다 먹는 음식도 예전보다 훨씬 기름지고 영양가가 높은 음식들이다. 그 결과 너 나 할 것 없이 비만해졌다. 그러니 이제는 오히려 끼니를 줄여야 된다는 이야기에 솔깃하게 된 것이다.

끼니를 몇 번 먹는 것이 좋은가를 결정하려면 우선 자기가 어떤 몸 상태인지 알아야 한다. 그리고 자기의 생활과 활동량, 생활습관, 사회생활의 여건을 모두 감안해서 결정하는 것이 좋다.

운동선수이거나 육체 노동을 많이 해서 에너지 소모가 많다면 세 끼가 아니라 네 끼, 다섯 끼도 먹을 수 있다. 유명한 예로 수영 선수 박태환은 하루 다섯 끼를 먹고도 엄청난 훈련량 때문에 늘씬한 몸매를 가졌다.

그에 반해 사무직과 같이 하루 종일 의자에 앉아 있는 등 별다른 움직임이 없는 직업을 가지고 있고 몸 상태가 비만이라면 두 끼, 한 끼만 먹어도 된다. 몇 끼를 먹을지 결정하는 기준은 현재 자신의 상태다. 그리고 중요한 것은 이를 규칙적으로 꾸준히 이행하는 것이다.

어느 날은 두 끼만, 어느 날은 한 끼만, 그러다 다시 세 끼를 먹는 식이라면 몸의 밸런스가 깨지게 된다. 몸의 밸런스가 깨지면 살이 빠지는 것은 둘째라도 면역력 등 건강에 치명적일 수 있다. 자신의 생활에 맞게 끼니를 결정하고 꾸준히 규칙적으로 한다면 몸은 그에 맞춰 안정된다.

이렇듯 끼니의 숫자는 중요하지 않다. 내가 하루에 몇 끼를 먹어

알아보자, 살 빠지는 다이어트 상식

야 되는지 궁금하다면 먼저 내 몸의 상태, 생활환경, 습관, 직업 등을 살펴보고 스스로 그에 맞게 결정하면 된다. 어떤 책에서 그랬다고, 요즘 무엇이 유행한다고 무조건 따라가는 것은 좋지 않다. 결국은 모든 것이 자신의 문제다.

우리 몸은 원래
채식을 사랑한다

먹을 것이 없던 시절에는 풀뿌리를 캐고 나무껍질을 벗겨 죽을 쒀 먹었다. 수백 년 전 조선시대 이야기가 아니라 불과 수십 년 전, 주린 배를 채우기 위한 지극히 자연스러운 생활이었다.

과거에는 육류를 먹는 것 자체가 매우 특별한 일이었다. 집에서 소나 돼지를 키우고 있다 하더라도 이를 식사용으로 생각하는 경우는 없었다.

특히 소는 농사를 짓는 데 아주 중요한 수단이었기 때문에 건강한 상태에서는 절대로 잡아먹지 않았다. 오히려 사람이 굶더라도 소는 어떻게든 끼니를 챙겨주는 경우가 많았다. 돼지고기도 결혼식이나 장례식과 같은 큰 행사가 있을 때만 먹을 수 있는 특별한 음식이었다.

닭고기 또한 처갓집에서 평생 몇 번 방문하지 않는 귀한 사위가 올 때 대접하는 음식이었다. 심지어 지금은 흔하디 흔한 계란도 예전에는 집안 최고 어른인 할아버지나 아버지만 먹는 아주 귀한 음식이었다.

사정이 이러하다 보니 먹을 수 있는 것을 찾으려면 어쩔 수 없이 산으로 들로 다닐 수밖에 없었다. 그러니 산야에 피어나는 풀들을 많이 먹게 된 것은 어찌 보면 당연하다. 나도 어린 시절 어머니와 봄이면 나물을 캐러 다니던 기억이 있다.

사실 같은 시대를 비교하면 다른 나라도 별다른 차이는 없다. 과거 중국, 일본 등 아시아 지역은 물론 유럽도 근대화되기 전까지는 소나 돼지 등 고기를 자주 먹을 수 없었다. 바닷가 지역을 제외하면 다들 자신의 지방에서 자생하는 풀뿌리와 곡식, 열매 등을 중심으로 식문화를 발달시켰다. 다만 우리나라가 다른 나라와 좀 다른 것이 있다면 그들보다 많은 종류의 풀을 먹는다는 것이다.

우리나라는 국토의 70%가 산이라서 그런지 산에서 나는 풀들에 대해서는 국민 모두가 일가견이 있을 정도다. 도대체 못 먹는 풀이 없어 보일 정도로 다양한 종류의 식물을 먹는다.

농담으로 중국에서는 날개 달린 것은 비행기, 네 발 달린 것은 피아노를 제외하고 모두 먹는다고 하는데 우리나라에서는 독초를 제외하고 모든 식물을 먹는다고 해도 과언이 아니다. 때로는 고사리와 같이 해외에서는 독초로 분류된 식물도 말리고 찌는 등 조리 방법을 통해 독을 제거하고 먹을 정도니 세계 최고의 풀 섭취 국가라 할 수 있겠다.

우리나라 사람들이 풀을 많이 먹는다는 증거의 대표적인 음식이 산채 정식이다. 산에서 나는 각종 풀들 중에서 맛이 좋은 것만 모아서 한상 크게 차려먹는 것이다.

가끔 등산을 할 때면 나는 꼭 유명한 산채 정식집에서 식사를 한다. 이유는 맛이 좋아서기도 하지만 식탁을 살피며 새롭게 먹을 수 있는 식물을 알게 되는 경우가 많기 때문이다. 나름 한약재 공부를 위해 약초부터 독초까지 국내에서 자라는 먹을 수 있는 식물의 대부분을 안다고 자부하는 한의사임에도 잘 모르는 산채가 종종 올라온다.

때로는 독성이 있어서 함부로 먹으면 안 되는 것으로 알고 있었던 것도 보게 돼 깜짝 놀라곤 한다. 예를 들어 한약재로도 사용되는 옻나무는 좋은 약재이지만 독성이 있고 사람에 따라 스치기만 해도 혹은 옻을 담았던 그릇에 음식을 하기만 해도 전신에 옻이 올라 가려움증으로 고통받는다. 그래서 한약재로 쓸 때도 매우 조심해서 쓴다. 그런데 한 번은 그런 옻나무의 새순을 무쳐 먹는 것을 보았다. 아직도 겁이 나서 먹어보지 못했지만 허영만 화백의 《식객》이라는 만화책에도 나올 정도로 별미로 즐기는 사람이 많다고 한다.

알아보자, 살 빠지는 다이어트 상식

고대 중국의 전설로 전해지는 삼황오제(三皇伍帝) 중 신농(神農)이 있다. 신농은 그리스 신화에 나오는 미노타우로스처럼 머리는 소이고 몸은 인간의 모습을 하고 있다. 그는 호미와 같은 농기구를 발명해서 인간들에게 농사짓는 법을 가르쳤다고 전해진다. 그리고 수백 가지 약초들을 직접 맛보고 효능을 밝혀서 한의학의 기초를 만들었다고 한다. 현존하는 가장 오래된 한약재 전문서인 《신농본초경(神農本草經)》도 신농의 이름을 본뜬 것이다.

신농이 소의 머리를 가졌다고 전해지는 것은 농사와 관련된 인물이기 때문이기도 하지만 또 다른 이야기가 있다. 신농은 약초를 찾아내기 위해서 모든 식물을 직접 맛을 보았다. 그러다 보니 독초를 먹게 되는 경우가 많았던 것이다. 어떤 때는 배탈이 나기도 하고 어떤 때는 혼수 상태로 사경을 헤매기도 했다. 온몸에 부스럼이 나 고생을 하고 흉터로 남기도 했다. 이런 과정 속에서 얼굴이 망가지고 흉해졌기 때문에 소와 같은 얼굴이 되었다는 전설이 있다. 나는 이것이 신농이라는 인물의 얼굴이 소처럼 생기게 된 진실이 아닐까 생각한다.

그런데 일부 역사가들은 진시황의 병마용으로 유명한 지금의 산시성 강수에서 태어난 신농을 동이족으로 분류하여 우리 조상이라고도 한다. 나 역시 약초를 좋아하고, 산야에서 온갖 풀을 뜯어먹는 것을 좋아하는 우리나라 사람의 특성을 보아도 우리는 신농의 후예가 맞지 않을까 생각해본다.

이처럼 우리나라 사람들은 아주 오래전부터 채식을 중심으로 생활했던 민족이다. 그래서 다른 민족보다 채식을 잘 소화시킬 수 있는 유전인자를 가졌다고 보아야 한다. 그럼에도 점점 육식을 중심으로 하는 식생활로 바뀌어 비만이나 성인병, 암 등의 문제를 일으키고 있다.

최근 이런 문제를 해결하기 위해서 채식을 권장하는 것을 많이 볼 수 있다. 채소스프, 마녀스프, 야채주스, 해독주스 등 다양한 이름의 채소 조리법이 사람들에게 인기가 있다. 누구는 이를 통해 암을 고쳤고, 누구는 살을 뺐고, 누구는 건강이 좋아졌다고 한다. 그러면서 자신이 성공한 레시피가 더 좋고, 일본, 미국 등 외국에서 유명한 것이라고 자랑하는 것을 자주 볼 수 있다. 그런데 채식 레시피라면 이미 우리나라도 훌륭한 것이 존재하고 있다. 바로 산채 정식, 비빔밥, 쌈밥, 해조류 요리, 나물 요리가 그것이다.

산채 정식은 앞서 말했듯이 산과 들에서 채취한 식물로 나물과 같은 반찬을 만드는 것이다. 맛은 물론 영양가까지 풍부한 한상차림의 대표다. 이제는 한국을 대표하는 웰빙음식으로 자리매김한 비빔밥 역시 훌륭한 채식이다. 밥 위에 식재료를 뿌리거나 얹혀 먹는 덮밥 종류는 일본 등 외국에도 많지만, 여러 가지 다양한 채소와 같이 버무려 먹는 것은 비빔밥이 유일하다.

알아보자, 살 빠지는 다이어트 상식

또 상추에 고기를 싸 먹는 것과 같이 육식과 채식의 균형을 이룰 수 있는 쌈밥 역시 채소를 먹는 좋은 방법 중의 하나다. 입맛 없는 여름, 배추, 상추, 겨자채 등 여러 가지 쌈 채소에 시원한 보리밥을 얹혀 함께 싸먹는 것은 별미 중의 별미다. 굳이 고기를 같이 먹지 않아도 충분히 맛있고 훌륭한 식사가 된다.

우리나라 채식의 가장 큰 특징인 다양한 나물 요리도 빼놓을 수 없다. 보통 외국에서 채소를 먹는 방법은 샐러드 형태로 여러 가지 소스에 버무려 먹거나, 가지나 토마토 같은 열매채소를 삶거나 구워 먹는 방법밖에 없다. 그러나 우리나라에서는 셀 수도 없을 정도의 다양한 채소를 무쳐 먹고, 지져 먹고, 볶아 먹고, 끓여 먹는다.

또 채소를 저장해서 먹는 방법도 발달하였다. 그 대표가 장류와 김치 그리고 장아찌로, 김치와 장아찌만 해도 도대체 몇 종류가 있는지 파악이 되지 않을 정도로 많다.

마지막으로 우리만의 특별한 식재료인 해조류 요리가 있다. 해조류는 특히 서양에서는 먹거리로 보지 않고 그냥 바다의 잡초로 인식한다. 그래서 미역, 다시마, 김 등 해조류를 구분하는 일반 단어가 없이 모두 'sea weed'다. 하지만 우리는 우리나라 바다에 사는 해조류 753종 중 50여 종이나 식용으로 이용한다. 해조류만 이용한 해초비빔밥이 있을 정도이며, 해조류 음식도 각 지역마다 셀 수 없을 정도의 다양한 방법으로 조리해서 먹는다.

이렇게 다양한 채소 먹거리를 현명하게 잘 이용만 하면 굳이 외국에서 들어온 채식 레시피나 특별한 조리법을 따라 할 필요가 없다. 우리만의 방법으로도 채식을 더 훌륭하고 맛있게 즐길 수 있다.

다만 주의할 것은 아무리 몸에 좋은 채소라도 한 가지 채소만 먹거나 너무 많이 먹으면 또 다른 불균형을 만들 수 있다는 점이다. 무엇이든 골고루 적당량을 먹는 것이 중요하다. 또 채소 본연의 맛을 즐기며 너무 짜게 먹거나 너무 맵게 먹지 않도록 주의한다면 금상첨화다.

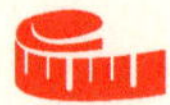

대안이 없는
술을 끊어라

술을 마시면 몸이 상하고 살이 찐다. 대부분의 사람들이 이 사실을 알고 있다. 그런데 구체적으로 술이 살을 얼마나 많이 찌게 하는지 잘 모르는 경우가 많다.

그래서 환자들이 진료실에 와서 "술은 조금밖에 안 마셨어요", "안주는 안 먹었어요", "안주를 좋은 걸로 먹고 해장도 잘 하기 때문에 술을 마셔도 건강해요" 등 여러 가지 변명을 늘어놓으며 자신은 술로 인해 살이 찌거나 건강이 상하는 일은 없다고 말한다. 하지만 모두 자기합리화일 뿐이다.

술을 마시면 얼마나 살이 찌는지는 변수가 많아서 정확히 계산하기 어렵다. 다만 어느 정도 안 좋은지는 합리적으로 추정할 수는 있다. 이를 근거로 나는 환자들에게 술이 다른 음식보다 다섯 배 정도 살을 찌게 한다고 설명한다.

첫째, 술 자체의 칼로리가 높다. 알코올은 1g당 7kcal의 열량을 갖기 때문에 탄수화물과 단백질보다 열량이 높다. 당분이 많은 곡물과 과일을 발효해서 만들었으므로 함유된 에너지의 양이 많은 것은 당연하다.

또 술은 체내 지방의 분해를 방해할 뿐 아니라 술 자체가 지방으로 바로 저장되기 때문에 술을 많이 마시면 알코올성 지방간, 고지혈증, 동맥경화를 유발한다. 어떤 사람들은 술은 흡수 속도가 빠르고 바로 태워서 열로 만들어지므로 살이 안 찐다고 억지를 부리기도 하지만 술은 분명히 고열량 식품이다.

둘째, 대부분 술만 먹지 않고 안주로 다른 음식과 같이 먹게 된다. 술이 건강에 해롭다는 것을 알아서 술을 마실 때 속을 버리지 않게 한다며 혹은 술 때문에 몸이 상하지 않게 한다며 더 기름진 안주를 먹는 경우가 많다. 이렇게 먹다 보면 결국 엄청난 열량을 섭취하게 된다.

셋째, 해장을 한다. 술을 많이 마시게 되면 다음날 피로에 지친 몸을 이끌고 그 몸을 풀기 위해서 해장식을 찾는다. 그런데 해장식이 대부분 국 종류의 맵고 푸짐한 음식이다. 위장과 간을 쉬게 해야 되는데 오히려 반대로 과식을 하게 만드는 것이다.

넷째, 술을 많이 마시면 몸의 모든 에너지가 숙취를 해소하기 위

알아보자, 살 빠지는 다이어트 상식

해 몰린다. 그래서 과음을 하면 그 다음날 몸의 움직임이 급격하게 줄어들고 근육을 움직이지 않아서 열량의 소모가 줄어든다. 술에 취해 늦게까지 잠을 자는 것 또한 그만큼 움직임이 줄어 열량 소모가 줄어드는 원인 중 하나가 된다. 이런 종합적인 이유로 에너지 대사가 줄어들어 살이 찌는 방향으로 진행된다.

다섯째, 위장의 크기가 늘어난다. 이게 제일 중요한 부분인데 맨 정신에는 자신의 위장 크기만큼 먹으면 배가 부른 느낌이 들고 더 이상 먹지 않는다. 하지만 술을 마시면 취하게 되고 그 결과 감각이 무뎌져 과식을 해도 잘 알지 못한다.

자신도 알지 못하는 과식을 반복하면서 위장의 크기가 점점 커지게 된다. 이렇게 위장이 커지면서 기본 음식 섭취량이 늘어난다. 즉 한순간의 과식이 아닌 지속적인 과식을 유발하는 것이다.

위에서 언급한 다섯 가지가 술로 인해 살이 찌는 가장 중요한 이유다. 술이라는 음식 하나만 줄이면 다섯 가지 문제가 저절로 해결되기 때문에 다이어트를 할 때 술을 끊는 것이 가장 중요한 사항이 될 때가 많다. 하지만 여러 가지 상황으로 술을 끊지 못하는 경우에는 이런 문제들을 인식해 최대한 술자리 횟수를 줄이고 그에 맞는 대비가 필요하다.

그 첫 번째는 에너지 대사가 정상으로 돌아올 수 있도록 최대한 빨리 주독을 푸는 것이다. 가장 좋은 것이 충분한 휴식과 수분 섭취다. 평소보다 1시간 정도는 더 수면 시간을 늘려 휴식을 취하고 술을 마시기 전이나 후에 충분히 물을 마신다. 특히 알코올은 이뇨 작용을 일으키므로 수분 섭취를 충분히 하는 것을 잊어서는 안 된다.

두 번째는 술을 마신 다음날 음식의 섭취를 약간 줄이는 것이다. 전날 이미 충분한 음식과 알코올을 섭취했으니 몸속 에너지는 이미 넘치는 상태다. 또 과식과 과음으로 인해서 위장과 간이 괴로운 상태이므로 여기에 더 많은 일을 만들면 안 된다.

가볍게 속을 비우고 충분히 물을 마시는 것이 가장 좋은 해장법이다. 그러나 굳이 음식으로 해장을 하겠다면 가급적 물 위주로 된 맑은 국이나 부드러운 죽과 같은 음식을 추천한다. 속을 푼다고 특별한 음식을 많이 먹는 것은 절대 피해야 한다. 해장국 먹을 시간이 있으면 차라리 물 한 잔 마시고 잠시라도 눈을 붙이는 것이 좋다.

《동의보감》에 보면 술로 인한 주상(酒傷)을 치료하는 데는 '발한(發汗)과 이소변(利小便)'이 좋다고 나와 있다. 즉 땀을 내고, 소변을 시원하게 나오도록 하라는 얘기다. 땀과 소변이 잘 나오게 하면 몸속에 정체된 주독(酒毒)의 분해가 활성화되면서 술로 인한 문제가 빨리 해결되는 것이다.

우리나라 남성들이 술을 많이 마신 다음날 흔히 사우나를 가는데 이게 바로 한방에서 말하는 숙취 해소법의 기본인 것이다. 원리를 알았으니 이제 꼭 사우나에 가지 않아도 숙취를 해소할 수 있다.

알아보자, 살 빠지는 다이어트 상식

우선 땀과 소변이 잘 나올 수 있도록 수분을 충분히 섭취하고, 집에서 반신욕을 하거나 따뜻하게 이불을 덥고 한숨 푹 자도록 하자. 이렇게 한바탕 땀을 뺐다면 평소처럼 활동하자. 혹은 신선한 바람을 맞으며 30분 정도 산책을 하는 것도 주독을 푸는 데 도움이 된다.

발암물질 다이어트로
암에 걸린다

담배를 피우던 사람이 금연을 하게 되면 체중이 2~5kg은 증가한다. 그래서 어떤 사람들은 담배가 살을 빼는 것에 효과가 있다고 생각해서 담배를 피우기도 한다. 그리고 담배를 끊기는 해야 되는데 살이 찔까 걱정되어 쉽게 금연을 못하는 경우도 있다.

심지어 정확한 다이어트 정보를 갖고 있지 않은 어린 여학생이나 아가씨들 중에 담배다이어트를 하는 사람이 있다. 이것저것 주워 먹는 주전부리 대신에 담배를 피워서 살을 빼겠다는 것인데, 이것이야말로 빈대 한 마리 잡으려고 초가삼간을 다 태워먹는 일이다.

담배를 피우는 것은 다이어트 효과가 전혀 없다. 담배는 주성분은 니코틴(nicotine)이다. 《본초종신(本草從新)》이라는 책에 보면 '연초(煙草)는 한습(寒濕)을 없애고 살충(殺蟲)작용이 있다'고 되어 있다.

즉 담배는 몸속이 냉하고 습기가 많아서 처지는 것을 없애고, 기생충을 없애는 작용이 있다는 뜻이다.

또한 맵고 뜨거운 성질로 그 기운이 입으로 들어가면 바로 몸을 한 바퀴 휙 돌아 상쾌한 느낌이 들게 해서 술이나 차와 같은 기호품을 대신하고 평생 피워도 질리지 않는다고도 나와 있다. 그리고 화기가 강해서 피를 말리고 수명을 줄이니 건강을 생각하는 사람이라면 멀리하라는 경고도 함께 있다.

담배가 몸에 나쁘다는 것은 누구나 아는 상식이지만 주성분인 니코틴은 강한 의존성이 있기 때문에 쉽게 끊지 못한다. 보통 사람들이 담배를 끊지 못할 때 흔히 다음과 같은 핑계를 댄다.

"담배가 몸에 좋지 않다는 것은 안다. 하지만 나는 스트레스가 너무 많다. 이런 스트레스를 풀 수 있는 방법은 담배를 피는 것이다. 담배 한 대에 시름을 날려 보내는 것이 얼마나 큰 생활의 활력소인지 아는가? 담배를 끊어서 건강이 좋아질지 모르지만 스트레스 때문에 더 큰 병이 올 것 같아서 못 끊겠다."

그런데 담배로 스트레스가 풀리는 이유를 알게 되면 더 담배를 끊어야 할 것이다. 담배의 주성분인 니코틴의 작용 중 가장 강력한 작용은 혈관을 수축시키는 것이다.

그래서 담배를 피우면 혈관이 수축되고 이로 인해 뇌혈관이 좁아져 뇌에 산소와 영양분을 충분히 공급하지 못하는 상태가 된다. 그리고 이것이 기억에 관련된 부분에 일시적인 충격을 줘 스트레스가 풀어지는 느낌이 들게 되는 것이다. 비유하자면 아주 약간의 기억상실증을 일으키는 것이다. 스트레스를 받은 상황에 대한 기억이 일시적으로 사라지면서 스트레스가 풀리는 것처럼 느껴지는 것이다.

여기서 중요한 점은 진짜 스트레스가 풀어지는 것이 아니라, 뇌가 멍해져서 잠시 잊는다는 점이다. 그래서 지속적인 흡연은 결국 기억을 망가뜨리는 치매와 같은 병의 주요한 원인이 된다.

치매가 어떤 병인지 안다면, 주변에 치매 환자가 한명이라도 있다면 단 하나뿐인 담배의 장점이 최악의 질병 원인이 된다는 사실에 경악하게 될 것이다. 담배는 가장 확실하게 인정된 발암물질 중에 하나다. 그런데도 담배를 피우는 사람이 있다면 치매의 실상에 대해 알려줘서 경각심을 깨워주는 것이 효과적인 방법일 것이다.

이렇듯 담배가 다이어트와 관련 있어 보이는 것은 바로 스트레스 때문이다. 보통은 담배를 통해서 스트레스를 일시적으로 잊었는데, 담배를 끊으면 당장 이 스트레스를 풀 방법이 없다. 그래서 쉽게 찾는 다른 방법이 바로 먹는 것이다.

이때 긴장을 풀어주는 데 도움이 되는 당분이 많이 들어 있는 사탕이나 초콜릿, 껌 등을 자꾸 먹게 되는데 이렇게 되면 자기도 모르게 체중이 슬슬 올라가게 된다. 그러고는 밥 양을 늘리지도 않았는데도 요즘 살이 왜 찌는지 모르겠다고 얘기한다.

알아보자, 살 빠지는 다이어트 상식

따라서 담배를 끊으려는 계획이 있다면 스트레스와 긴장을 해소하는 방법을 하나 가지고 시작하는 것이 좋다. 제일 좋은 것이 신체적인 움직임이 많은 취미생활, 특히 운동이다. 적당한 운동은 스트레스호르몬을 분해시키는 데 도움을 주어 같은 스트레스를 받더라도 몸에 충격이 덜하게 된다.

담배와 같이 의존성을 가지는 기호식품들은 일단 시작하면 자기 혼자서 조절하는 것이 쉽지 않기 때문에 아예 시작을 안 하는 것이 가장 중요하다.

우리나라 전체 흡연율은 낮아지고 있지만, 반대로 여성 흡연율은 높아지고 있다. 여성의 사회적 위치 변화에 따른 결과이기도 하지만 다이어트의 열풍으로 수단을 가리지 않고 다이어트를 하기 위해 담배를 접하는 여성도 많다. 이는 개인의 문제를 넘어 저출산, 고령 출산 시대에 국민 건강과 나라의 미래를 위협하는 심각한 문제다.

다시 한 번 말하지만 담배를 피우는 것으로는 절대 다이어트를 할 수 없다. 또한 담배를 끊으면서 생기는 약간의 체중 증가 역시 충분히 조절할 수 있다. 살찌는 것이 두려워서 담배를 피우고, 또 끊지 못하는 것은 자신의 건강을 담보로 다이어트를 하는 매우 어리석은 일이다.

커피가
다이어트를 망친다

향긋한 커피 한 잔은 나른한 몸에 활력을 주고 상쾌한 기분을 만들어준다. 전 세계적으로 커피만큼 사랑받는 기호 식품은 없다. 커피가 전 세계 농산물 중에서 무역량 1위를 차지한다고 하니 국적에 상관 없이 얼마나 많은 사람들이 커피를 좋아하는지 알 수 있다.

커피는 에티오피아의 양치기 소년이 양들이 먹고 펄펄 뛰던 붉은 열매를 처음 먹어보면서 발견하게 되었다. 커피에는 암 예방이나 심장 질환에 좋은 폴리페놀 같은 성분도 들어 있지만 주성분은 카페인이다.

카페인은 교감신경을 항진시키는 효과가 있어서 적당량을 섭취하면 뇌를 각성시켜서 졸음을 쫓고 상쾌한 기분을 만들어준다. 하지만 과량을 섭취하면 불안, 초조, 손 떨림, 두통, 불면증 등이 생겨서 오히려 집중력을 떨어뜨린다. 그래서 교감신경계통이 예민한 사람은 커피 한 잔에도 가슴이 두근거리고 밤에 잠을 자지 못하는 등 심한 반응이 나타낸다.

나는 요즘 사람들이 커피를 특히 좋아하게 된 이유가 두 가지 때문이라고 생각한다. 하나는 에디슨이 전구를 발명하면서 밤에도 생활할 수 있게 되었기 때문이고, 다른 하나는 알아야 할 정보량이 폭발적으로 증가했기 때문이다.

옛날에도 밤을 밝히는 호롱불이 있었지만 그래도 대개는 해가 지고 뜨는 것에 맞추어서 생활했다. 모든 사람들의 수면 패턴은 자연적이었다. 하지만 지금은 밤에도 대낮처럼 환하게 생활하면서 해가 뜨고 지는 것과는 상관없이 놀고 일하게 되었다. 그래서 밤이 되면 피로하고 졸음이 오지만 그것을 이겨내기 위해 커피를 음용하게 되는 것이다.

또 옛날에는 바로 내 주변의 일들만 신경 쓰고 살면 되었다. 지금이 무슨 계절인지, 오늘 날씨가 어떤지, 옆집에는 누가 살고, 지금 내가 어떤 일을 걱정해야 하고 결정하면 되는지가 명확했다. 하지만 지금은 책, 신문, TV, 라디오, 인터넷 등 여러 매체를 통해서 나의 인생과 전혀 상관없는 것들까지 정보가 홍수처럼 쏟아져 나오고 있다. 옛날처럼 필요한 정보를 얻기 위해 노력하는 것이 아니라, 엄청난 정보 속에서 진짜 자기에게 중요한 정보를 찾기 위해서 바짝

신경을 써야 되는 상황이다. 이런 상황에서 커피를 마시면 카페인에 의해 교감신경이 항진되면서 두뇌가 각성되어 중요한 정보를 쉽게 찾을 수 있게 된다.

현대인은 낮처럼 밝은 밤에 넘치는 정보의 홍수 속에서 내가 필요한 정보를 건져야 한다. 이때 필요한 정보가 흘러갈지 모르니 늘 최대한 각성된 상태를 유지해야 한다. 그러니 시도 때도 없이 커피를 마시고 이로 인해서 오히려 피로는 누적된다.

너무 각성된 경우에는 몸의 과도한 긴장으로 스트레스가 더 증가되어 이것을 누그러뜨리기 위해서 담배가 동원되기도 한다. 중요한 회의를 하면서 줄담배와 줄커피를 함께하는 상황을 생각하면 어떤 상태인지 이해하기 쉬울 것이다.

이렇게 누적된 피로를 해결하기 위해서 몸은 휴식을 원하며 더욱 늘어지고 운동이 싫어지게 된다. 대신 영양분 섭취를 통해 피로를 개선하고자 점점 더 많은 음식을 먹게 된다. 그 결과 비만이 유발된다.

운동은 하지 않고 살이 찌니 활력은 점점 더 떨어지고 늘어진 몸과 뇌를 각성하기 위해 커피를 더 많이 마시게 되는 악순환이 이어진다. 커피에 중독이 되어서 커피 없이는 못 산다는 사람들이 주로 이런 패턴의 악순환 속에서 생활하는 것이다.

늘어지고 처지는 것이 심한 사람들이 주로 커피를 좋아하는데 한방에서는 이것을 각성장애, 기와(嗜臥), 모(冒)라는 현상으로 표현한다. 하루에 커피 3~4잔 이상 마시지 않으면 생활을 못한다면 치료 대상이니 적극적으로 치료하는 것이 좋다.

커피를 마셔야만 일시적으로 각성이 되면서 컨디션이 좋아지는 사람은 궁극적인 치료 방법을 찾아야 한다. 우선 몸이 낮밤의 교란에도 정상적인 활동을 할 수 있도록 체력을 키워야 한다. 그리고 두뇌로 산소와 영양분이 공급되도록 충분한 수면과 균형 잡힌 식사를 하도록 한다. 그러면 커피의 도움을 받지 않아도 각성장애에서 해방될 수 있다.

수험생이나 고시생들이 공부를 열심히 하려고 해도 체력이나 집중력이 생기지 않을 때 같은 방법으로 치료해주면 아주 좋은 효과가 있다. 흔히 말하는 '총명탕(聰明湯)'이 이런 개념으로 치료를 해서 학습 능률을 올려주는 것이다.

커피를 하루에 1~2잔 정도 적당히 마시는 것까지 반대하는 것은 아니다. 하지만 너무 많이 마시게 되면 각성 효과로 인한 부작용 외에도 자율신경의 균형이 깨져서 건강을 해치고 살이 찐다.

카페인이 심장박동을 빨리하게 한다든지, 이뇨 작용을 돕기 때문에 커피가 살을 뺀다는 주장을 하는 사람도 있지만 이것은 일시적인 반응일 뿐이다. 장기간 지속되면 오히려 심장박동은 느려지고, 이뇨 작용에 저항하는 힘이 생겨 살이 찌는 체질로 바뀌게 된다.

그리고 커피에 들어 있는 지방 성분과 미세하기는 하지만 그래도 존재하는 칼로리가 체중 감소를 방해하는 결정적인 영향을 미치기도 한다. 또 커피를 마심으로써 부수적으로 먹게 되는 크림이나 설탕 또는 같이 먹는 다른 간식들 때문에 비만을 유발하게 된다. 담배와 술만큼은 아니더라도 커피를 다이어트에 응용하는 것은 바람직하지 않다. 과해서 좋은 것은 세상에 없다.

알아보자, 살 빠지는 다이어트 상식

비만은
모든 병의 원인이다

요즘 고혈압과 당뇨병 환자를 주변에서 쉽게 볼 수 있다. 내 가족이나 친척 중에도 흔히 있으며 예전보다 환자들이 점점 늘고 있다. 생활환경이 변했기 때문이기도 하지만, 평균 수명이 길어지면서 하나의 노화 현상으로 증가하고 있는 것이다.

특별한 유발 질환이 없는 일반적인 고혈압과 당뇨병은 비만과 관계가 깊다. 살이 찐다는 것은 피하지방이 쌓인다는 의미다. 이렇게 쌓인 피하지방은 혈관을 압박해 체내 압력을 상승시키며 이는 말초로 갈수록 심해진다. 이런 과정은 고혈압과 혈액순환 장애를 유발하게 된다.

그리고 주로 살찐 사람들의 특징인 과도한 당분 섭취 역시 혈당이 급격하게 오르게 만들어 인슐린이 과다하게 분비되고 이로 인해 오히려 인슐린 수용체의 민감도는 떨어지게 된다. 결과적으로 인슐린이 충분히 나오는데도 혈당이 높아지는 당뇨병에 걸리게 된다.

혈압 약과 당뇨 약은 복용을 하면 바로 혈압을 떨어뜨리고 혈당을 낮춰주기 때문에 약만 먹으면 문제가 없어지는 줄 알고 방심하는 경우가 많다.

하지만 중요한 것은 당장 지금의 혈압과 혈당 수치가 아니다. 이 병들의 특징은 아주 오랜 기간 동안 혈관을 지속적으로 자극한다는 것이다. 이는 결국 혈관의 노화를 초래해서 동맥경화, 심장병, 중풍, 치매, 시력 상실 등 심각한 2차 질병을 유발한다. 그래서 먼 미래를 위해 지금부터 미리 대비해야 되는 것이다. 지금 당장 약으로 조절된다고 마음을 놓아서는 안 된다.

고혈압과 당뇨병이 있는 경우, 몸이 비만하다면 체중을 줄이는 것이 가장 먼저다. 실제로 체중을 감량한 후, 오래된 고혈압과 당뇨병이 호전된 경우가 많다. 이런 경우 약을 끊고도 정상적인 혈압과 혈당을 유지하게 된다. 그럼에도 체중 감량이 몸에 무리를 준다며 살을 빼는 것을 주저하는 경우를 흔히 볼 수 있다.

만약 내가 뚱뚱하고 혈압 약과 당뇨 약을 복용하고 있음에도 주치의가 체중 감량에 대해서 내게 주의를 주지 않는다면 그 의사는 직무를 유기하는 것이다. 그냥 "살빼는 것이 건강에 좋아요" 하고 대충 얘기한다고 살을 빼는 환자는 별로 없다. 살을 뺄 수 있도록 정확하게 앞으로 일어날 일을 설명하고 때로는 혹독하게 혼을 내고 야단치기도 해야 한다. 이런 의사를 주치의로 두었다면 고마운 의사로 생각하고 자신의 몸을 맡겨도 된다. 하지만 별다른 설명 없이 약만 주고 한 달 후에 봅시다라고 한다면 지금 당장 다른 병원으로 옮겨야 한다.

물론 오로지 체중 감량만으로 고혈압과 당뇨병을 모두 고칠 수는 없다. 다른 부분들도 충분히 감안하고 치료해야 한다. 다만, 모든 치료에 앞서 체중 감량이 기본이라는 것이다.

고혈압의 경우에는 살을 빼도 처음에는 별다른 반응이 없다. 그러다 어느 순간 어지럼증이나 체력이 떨어지는 등 급격한 몸의 변화가 느껴진다. 이는 몸이 상한 것이 아니라 체중 감량으로 인한 혈압 저하로 혈압 약을 조절해야 될 시기가 온 것을 의미한다. 이럴 때 주치의와 상의하여 복용하는 약을 조절하면 된다. 아주 축하할 일이다.

당뇨병의 경우에는 고혈압보다 조금 더 주의하며 살을 빼야 한다. 너무 욕심을 내서 체중 감량을 하다 보면 '저혈당'에 빠질 수 있기 때문이다. 특히 당뇨로 인슐린을 투여하는 환자의 경우에는 체중 감량으로 급격한 저혈당에 빠질 수 있기 때문에 반드시 전문가의 관리 아래 체중 감량을 하는 것이 좋다. 당뇨 역시 저혈당만 조심하면 체중 감량을 통해 서서히 인슐린 저항성이 좋아지면서 당뇨병으로 인한 혈관 합병증도 줄어든다. 2형당뇨병의 경우라면 아예 약을 끊을 수 있을 정도로 좋아진다.

고혈압과 당뇨병이 좋아졌다는 것은 단순히 어떤 병이 없어졌다는 것만을 의미하지 않는다. 최악의 질환으로 꼽히는 치매와 중풍 그리고 각종 혈관 질환으로부터 안녕할 수 있는, 즉 내 삶의 질이 좋아지고 내 미래가 밝아졌다는 것을 의미한다.

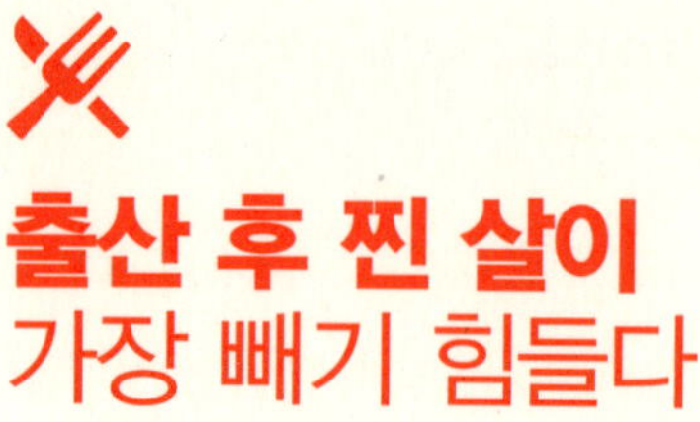

출산 후 찐 살이
가장 빼기 힘들다

미모의 기준은 시대에 따라 달라진다. 예전에는 못 먹고 못 살던 시대였기 때문에 전체적으로 통통하고 엉덩이가 펑퍼짐한 사람이 매력적인 사람이었다. 천하의 미인이라는 양귀비도 요즘 기준으로는 뚱뚱한 몸매로 인기가 없을 수도 있다.

요즘은 너무 먹을 게 많고 생활이 편해졌기 때문에 예전에 비하면 사람들이 전체적으로 비만한 경향이 있다. 그래서 지금의 미인은 마르고 날씬한 스타일이 된 것이다. 시대 환경과 유행 그리고 개인의 취향에 따라 미모의 기준은 달라진다.

나 역시 미혼 여성이라면 약간 마른 것이 좋다고 말한다. 이유는 아름다움을 떠나서 여성의 경우 임신과 출산을 할 몸이기 때문이다. 임신과 출산은 어쩔 수 없이 급격한 체중의 변화를 겪게 된다.

이런 체중 변화는 조금만 방심하면 비만으로 이어지고 이로 인해 건강이 나빠질 수 있다. 이런 이유로 미혼 여성이라면 마른 몸이 건강상 좋다.

여성이 남성과 달리 가지고 있는 자궁은 여성의 건강, 특히 다이어트에 평생 동안 큰 영향을 끼친다. 보통 한 달에 한 번 있는 월경 때가 되면 전신의 기운을 자궁으로 모으는 여성호르몬의 영향으로 몸이 붓고, 식욕이 왕성해지는 경우가 많다. 생리전증후군(PMS)이 있는 사람은 이러한 반응이 아주 강하게 나타나기도 한다.

그리고 폐경기가 되면 지금까지의 호르몬 밸런스와는 다른 상태로 몸이 변한다. 여성호르몬이 줄어들면서 피부가 처지고 탄력을 잃으며 배가 나오는 등 여성으로서 아름다운 모습이 사라진다. 그래서 호르몬 변화로 인한 원인 외에도 외적인 변화에 대한 스트레스로 인해 쉽게 비만해진다.

또 앞서 말했듯 임신과 출산은 짧은 기간 안에 체중이 급격하게 늘어나는 시기다. 임신을 하게 되면 새로운 생명을 만들기 위해 섭취한 에너지를 최대한 흡수하고, 자궁을 보호하기 위해서 아랫배에 지방이 쌓이게 된다. 그리고 새 생명을 만들기 위해 평소보다 많은 양의 식사를 하게 된다. 이런 과정을 통해 위가 늘어나기도 하고 부른 배로 자세가 틀어지기도 한다.

보통은 출산 후 서서히 회복되지만 개인적인 상황으로 산후조리

알아보자, 살 빠지는 다이어트 상식

를 제대로 하지 못하면 살이 빠지다 멈춰버린다. 또한 충분한 영양분이 있음에도 모유수유 등의 이유로 과도하게 영양분이 높은 식사를 하면서 심각한 산후 비만을 겪게 된다.

남편이나 가족들이 많이 도와주더라도 육아에서는 엄마가 차지하는 부분이 절대적이다. 그런데 엄마의 체력이 충분하지 않다면 육아를 감당하기가 힘들다. 밤낮없이 깨는 아기를 재우기 위해 몇 달 동안 제대로 잘 수도 없으며 눕히면 울어버리기 때문에 4~5kg가량의 아기를 하루 몇 시간씩 안고 있어야 한다.

육아는 보통 체력과 정신력으로 버티기 힘들다. 오직 엄마라는 이름으로 버티지만 사실 육체적, 심리적인 문제가 생길 수 있다. 이것이 산후풍과 산후우울증으로 이어지기도 한다. 그리고 이는 산후비만으로 이어진다.

결혼 전 살을 빼라는 의미는 단순히 웨딩드레스를 예쁘게 입고 예식장에 들어가라는 의미가 아니다. 임신과 출산 그리고 육아를 준비하라는 의미다. 그러니 꾸준한 운동으로 체력을 키우며 살을 빼도록 하자.

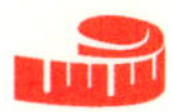

다이어트는
만병통치다

비만 치료를 잘 끝내 건강해지고 예뻐진 환자가 어느 날 물었다.

"원장님, 우리 엄마가 연세가 좀 많으신데 살을 뺄 수 있을까요?" 다른 환자 한 명은 이렇게 물은 적이 있다.

"제 아들이 초등학생인데 좀 뚱뚱해서 걱정이에요. 좋은 방법이 없을까요?"

나이가 너무 많거나 너무 어린 경우에는 비만 치료가 어렵다고 생각한다. 비만을 치료한다는 것이 몸에 무리가 간다는 선입견이 있어서 그럴 것이다. 하지만 실제로 비만을 치료하다 보면 나이는 그리 큰 문제가 되지 않는다. 비만이 질병이라는 것을 인식하고 왜 살을 빼야 되는지, 비만이 어떤 문제를 일으키고 있는지 아는 것이 더 중요하다.

내가 치료한 가장 고령의 환자는 80세였다. 일단 80세에도 비만을 치료할 수 있다는 것은 타고난 건강 체질임을 뜻하는 것이다. 그럼에도 이 환자 역시 고혈압, 당뇨, 퇴행성관절염 같은 지병들이 생겨서 몸이 불편해졌다. 병원에 가면 한 번에 쇼핑백으로 2개 가득 약을 처방받곤 했다. 하지만 이 모든 지병의 근본 원인은 비만이었다.

이렇게 나이가 들어서도 적절한 몸무게 유지를 위한 다이어트가 필요한데 첫 번째 이유는 심혈관 건강을 위해서다. 고혈압과 당뇨병이 가장 위험한 성인병인 것은 다들 알고 있다. 병원에서 안 좋다니까 그런가 보다 하고, 약 먹으라니까 먹지만 이것이 왜, 얼마나 위험한지는 잘 모르는 경우가 많다.

단순한 고혈압과 고혈당은 그 자체로 당장 큰 문제를 일으키지 않는다. 물론 심각한 고혈압, 고혈당은 아주 위험한 것이지만 대부분의 고혈압과 고혈당은 증상이 없다. 하지만 문제는 이것이 최소 수년에서 수십 년 지속된다는 것이 문제다.

고혈압은 잠시도 쉬지 않고 혈관에 자극을 주기 때문에 혈관의 노화가 다른 사람보다 빠르게 진행되어 동맥경화가 된다. 그리고 동맥경화는 심장병이나 뇌혈관 질환의 원인이 된다. 심장병, 뇌혈관 질환이라고 하면 얼마나 엄청난 질병인지 모를 수 있다.

심장병은 관상동맥 질환이나 대동맥 질환, 심근경색 등을 말하는 것인데 간단하게 설명하면 "악! 가슴!" 하면서 쓰러지며 몇 분 내에

사망할 수 있는 질환이다.

고통을 받는 시간으로 본다면 심장병은 양반이다. 뇌동맥 질환은 중풍이나 치매의 원인이 된다. 이 질병에 걸리면 스스로의 의지로 삶을 살아가지 못한 채 오랜 시간 고통을 받게 된다.

두 번째 이유는 관절 건강을 위해서다. 수명이 길어지면서 이제는 90세까지 사는 것이 아주 드문 일이 아니다. 장수하는 것이 오복 중에 하나이지만 몸이 병들어서 오래 사는 것은 별로 복 받은 일이 아니다. 특히 요즘처럼 국내든 해외든 여행 다니기 좋은 시대에는 더욱 그렇다.

젊어서는 벌어먹고 사느라 또 자식들 키우고 공부시키느라 돈도 시간도 풍족하지 않아서 여행 한번 못 갔는데 이제 좀 살 만하니 관절이 말썽이다. 허리, 무릎, 발목, 어깨, 목 등 온몸 구석구석 관절이 아파 잘 걷지도 못하고 조금만 걸어도 힘들어한다면 돈과 시간이 있어도 의미가 없다.

관절은 한 번 노화가 되어 파괴되면 회복이 되지 않는다. 그래서 아껴서 쓰는 것이 중요한데 살이 찌면 몸의 움직임 하나하나가 과부하가 되어서 관절이 빨리 부서진다. 그래서 살을 빼는 것이 관절 질환을 예방하는 기본 중의 기본이 되는 것이다.

앞서 말한 80세의 환자는 꾸준히 치료하여 살이 빠졌고 그 결과 하루 당뇨 약 1알, 혈압 약 1알로 처방이 줄었다. 스스로 느끼기에도 몸이 많이 좋아졌다며 어린 아이처럼 좋아하던 표정이 아직도 기억난다.

그리고 내가 치료한 가장 어린 환자는 만 4세였다. 보통 이 정도 나이에는 비만이 심하더라도 부모가 살을 빼려는 생각을 하지 않는다. 하지만 이 아이는 식탐이 너무 많아서 음식을 먹는 정도가 지나쳤다. 어린이집에서 다른 아이들 간식을 뺏어 먹기 위해 친구들을 때리기도 할 정도였다. 게다가 아이의 아빠가 유명한 운동선수였기 때문에 부모가 받는 스트레스가 이만저만이 아니었다.

그래서 치료를 시작하게 되었다. 다행히 운동선수를 아빠로 둔 아이의 집안은 식구 전체가 식이요법으로 비만을 치료하는 것에 거부감이 없었다. 아이를 치료할 때는 이렇게 부모의 협조가 매우 중요하다. 그 결과 아이는 비만을 치료하게 되었고 다른 아이들과 먹는 것으로 문제가 생기지 않게 되었다.

물론 만 4세의 비만 치료는 매우 특별한 경우다. 하지만 초등학교 저학년 이상이라면 충분히 스스로 왜 비만 치료를 받아야 하는지 이해할 수 있다.

한창 성장할 아이들은 비만해지면 성장에 방해를 받는다. 또한 호흡기가 약해져 각종 호흡기 질환에 걸릴 가능성이 높다. 이런 호흡기 질환은 뇌에 산소 공급을 방해하기 때문에 집중력에도 문제가 생긴다.

그리고 가장 중요한 것이 세 살 버릇 여든까지 간다고 하듯이 평생을 좌우할 건강한 몸과 습관이 만들어지는 시기이기 때문에 비만 치료가 꼭 필요하다.

나이가 너무 많은 경우나 어린 경우 모두 보통의 젊은 사람들보다 살을 빼기는 쉽지 않다. 그 연령의 특징에 맞게 여러 가지 상황을 고려해서 비만 치료를 하지만 그래도 어려운 것은 사실이다.

하지만 비만은 나이와 상관없이 반드시 치료해야 되는 질병이라는 것도 틀림없는 사실이다. 살을 빼면 건강을 해칠 수 있다는 선입견은 잘못된 것이다. 오히려 살을 빼야지 더 건강해진다는 것을 명심해야 한다.

알아보자, 살 빠지는 다이어트 상식

다이어트를 망치는
운동이 있다

비만 치료에서 운동은 꼭 필요한 부분이다. 그래서 식이조절과 함께 운동을 함께 병행하는 것이 좋다. 하지만 간혹 해도 너무 열심히 운동하는 사람이 있다. 그동안 한 운동량을 듣고 놀라서 운동 시간과 강도를 줄일 정도다. 운동을 많이 했다고 다이어트에 모두 도움이 되지는 않는다. 오히려 다이어트에 방해가 될 수 있다.

운동에서 제일 중요한 것은 자기 몸에 알맞은 운동을 매일 적당량 하는 것이다. 그리고 이것이 생활 속에서 습관이 되도록 꾸준히 하는 것이다. 이렇게 말하면 기준이 너무 애매하다고 하겠지만 이외에는 다른 표현이 없다.

자기 몸에 알맞은 운동을 고르기 위해서는 자신의 성격과 체력, 체형, 직업, 취미, 나이 등 많은 것을 고려해야 한다. 그렇게 고려하여 자기가 흥미를 느끼는 운동이 있다면 조금씩 해보자. 그리고 그 중에서 자기가 오래할 수 있는 운동을 선택하도록 하자.

이렇게 운동을 선택했다면 매일 해야 한다. 일주일에 두세 번 정도로는 안 하는 것보다는 낫지만 원하는 효과를 얻을 수 없다. 조금씩이라도 매일 꾸준히 하는 것이 중요하다. 일시적인 욕심으로 과도하게 몇 달만 하는 것은 큰 효과가 없다는 것이다. 밥 먹는 것을 하루만 잊어도 큰일 나는 것처럼 그렇게 하루만 운동을 하지 않으면 큰일이 난다고 생각될 정도로 자연스럽게 생활화가 되도록 하는 것이 중요하다.

이렇게 자신의 조건에 맞는 운동으로 꾸준히 한다면 대부분의 운동은 다이어트에 효과적이다. 그러나 나는 몇 가지 운동은 환자들에게 권하지 않는다. 바로 수영, 에어로빅, 등산, 골프, 헬스 등이다.

당연하지만 이 운동들 모두 그 운동 자체가 나쁘다는 것은 절대 아니다. 다만 다이어트로 그 운동을 하는 사람들의 패턴이 체중 감량과는 동떨어진 경우가 많이 있음을 임상에서 흔히 봤기 때문에 그 잘못된 패턴을 고치자는 것이다.

지금부터 이야기하는 것은 모두 운동 전문가에게 하는 말이 아니다. 오직 다이어트를 위해 운동을 시작하는 사람들에게 해당하는 것이다.

첫째로 수영은 물에서 하기 때문에 관절이 좋지 않은 사람에게 아주 좋은 운동이다. 그러나 초보자일 때는 물을 자주 먹어 힘들다. 또 몸의 무게중심이 변하기 때문에 실제로 소모한 에너지보다 더 많이 힘들다. 그래서 열이 나기도 하며 극심한 피로감을 호소한다. 피로도가 심해지면 몸이 붓고 스트레스가 증가하게 된다. 결국 운동으로 인해 긍정적인 부분보다 부정적인 부분이 발생할 수 있다.

또 고수가 되면 중력에 대한 부담이 없는 물에서 1시간씩 수영을 해도 에너지 소모가 너무 적다. 그리고 단체 강습인 경우 흔히 말하는 수영 후 수다 모임이 문제다. 운동하고 모여서 먹고 헤어지기 때문이다.

둘째로 에어로빅은 유산소 운동으로 아주 좋은 전신운동이다. 특히 운동이 부족한 사람들에게 체력을 만들고 스트레스도 풀 수 있는 운동인데 그 강도가 강한 경우가 문제다.

높은 강도로 한 시간 동안 에어로빅을 하고 완전히 파김치가 되어 집에 돌아가면 오히려 푹 쉬게 된다. 이렇게 되면 기껏 높여 놓은 대사작용과 근육량에 대한 운동 효과가 사라지게 된다. 그리고 수영과 마찬가지로 이 운동 역시 끝나고 모여서 먹는 걸로 마무리하는 경우가 흔하다.

셋째로 등산은 우리나라 같이 산이 많은 나라에 자연 속에서 좋은 공기를 마시면서 할 수 있는 최상의 운동이다. 집 근처 나지막한

뒷산이 있어 가볍게 매일 조금씩 오르내린다면 전혀 문제될 것이 없다. 그런 곳에서 살고 있다면 아주 복 받은 것이다. 그런데 대부분의 도시는 뒷산이 없다. 그리고 살을 빼는 운동으로 등산을 선택한 사람은 땀을 뻘뻘 흘리며 험한 산을 올라야 운동을 했다는 생각을 한다. 그래서 한라산, 설악산, 지리산 등등 높고 험한 산만을 찾아다니는 경우가 있다.

이런 등산은 일반적인 운동으로는 좋지만 체중 감량에는 별로 도움이 안 된다. 그 이유는 매일 할 수가 없다는 것과 너무 험한 운동이기 때문에 운동 후 피로물질이 너무 많이 나와 회복에 시간이 걸리기 때문이다.

종아리 근육이 뭉치는 등 전신 근육통에 시달리고 자칫 무릎 부상을 당하는 등 오히려 지속적으로 몸을 움직이지 못할 가능성이 높아져 전체적인 운동 시간과 효과가 줄어들게 된다. 또 하산 길에 있는 파전과 막걸리집도 변수다. 등산을 좋아하시는 분들은 무슨 애기인지 금방 알 것이다.

넷째로 골프는 경치 좋은 자연에서 여유롭게 즐길 수 있는 좋은 운동이다. 만일 우리 주변에 9홀짜리 작은 골프장이 많이 있고 저렴한 비용으로 이용할 수만 있다면 말이다. 골프 필드는 보통 내가 사는 곳과 너무 멀리 떨어져 있고, 한 번 즐기기 위해 너무 많은 시간과 비용이 필요하다. 따라서 결코 매일 할 수 있는 운동이 아니다.

그렇다면 가까운 실내 연습장에서 매일 연습하는 것은 어떨까. 골프 실력을 늘리기 위해서야 좋겠지만 운동, 특히 다이어트에 좋은 운동이 되기에는 조금 부족하다. 골프 연습장에서는 허리 돌리기 위주의 단조로운 운동만 하기 때문이다.

마지막으로 헬스는 실내에서 날씨에 상관없이 언제나 쾌적하게 운동할 수 있는 현대인들을 위한 최고의 운동이다. 보통 헬스장에서는 무거운 것을 들어 올리는 근력 운동을 중심으로 운동하는 경우가 많다.

근력 운동을 많이 하면 지방이 줄면서 근육으로 변하고 근부피가 커진다. 이런 현상을 운동학적으로는 이상적인 다이어트라고 생각하겠지만 현실은 아니다.

지방을 연소하여 만든 근육은 근력 운동을 그만두는 순간 빠르게 다시 지방으로 바뀐다. 현실적으로 근력 운동을 평생 동안 지속하는 사람의 수가 매우 적다는 것을 감안하면 헬스장에서의 근력 운동은 체중 감량 속도를 늦춘다. 그래서 다이어트를 위해서라면 근력 운동보다는 러닝머신이나 자전거 타기 등과 같이 유산소 운동을 중심으로 하는 것이 좋다.

또 헬스의 단점은 갇힌 느낌의 운동이라는 것이다. 음악도 나오고, 모니터가 달린 러닝머신 등이 있어서 조금 낫긴 하지만 시각적인 자극이 부족하다. 초보자인 경우에는 답답함 혹은 지루함을 많이 느끼게 되어 운동을 일찍 포기하게 되는 경향도 생긴다. 그래서 체력이 약한 사람이나 운동을 처음 시작하는 사람은 회원권만 끊어 놓고 하루 이틀만 다니다 포기했다는 말을 자주 한다.

앞서 언급했지만 지금까지 말한 운동들이 나쁘다는 의미는 절대 로 아니다. 하지만 다이어트 방법으로 이 운동을 선택하는 초보자 들이 쉽게 범하는 잘못된 패턴을 미리 알리는 것이다. 사실 어떤 운 동을 하느냐가 중요하다기보다 본인이 어떻게 하느냐가 더 중요하 다. 똑같은 운동을 해도 누구는 즐기면서 몸도 날씬해지고 건강해 지는데, 누구는 오히려 허리도 아프고 무릎을 다치기도 한다.

만약 운동을 하다가 원하는 효과가 나타나지 않거나 몸에 이상이 생기면 바로 운동 전문가나 의료 전문가와 상의하도록 하자. 살을 빼는 것은 더욱 건강하고자 하는 것이므로 살을 빼기 위해 건강을 해치는 것은 의미가 없다.

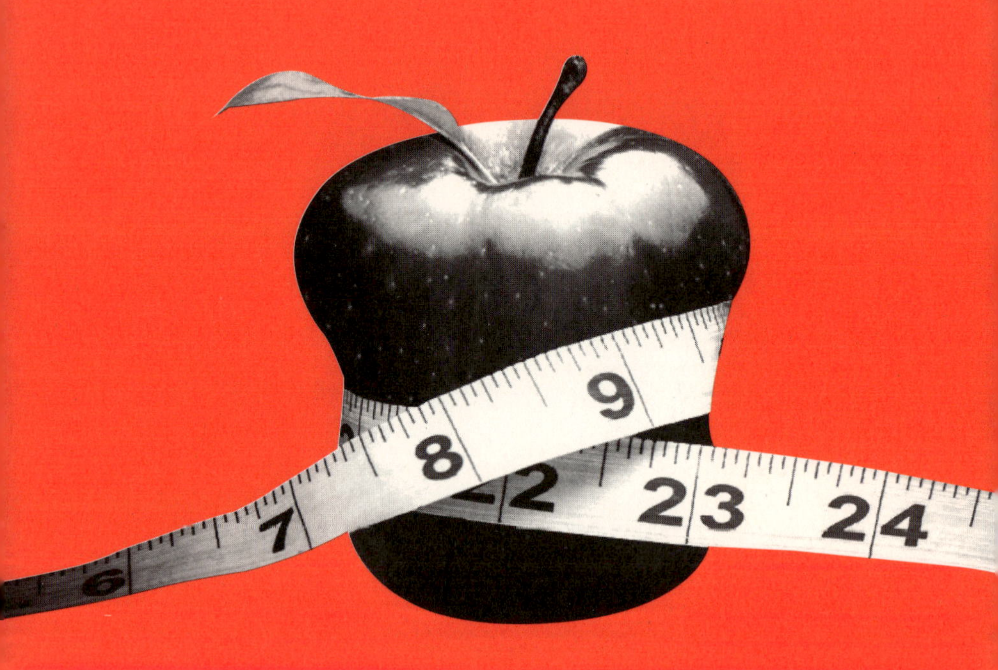

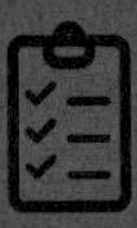

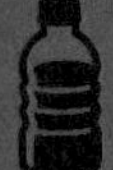

3장

따라 하자, 살 빠지는 사람들의 다이어트 습관

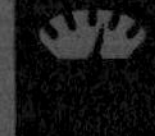

주머니 속 휴대전화기를 꺼내

책상이나 의자에 두고

평소 자신이 생활하는 모습을 찍어보자.

종종 거울로 보던 모습과는

완전히 다르다는 것을 느끼게 될 것이다.

동영상으로 찍힌 자신의 체형과 자세를

자세히 관찰하면

자신이 왜 살이 찌는지

정확하게 알 수 있다.

자신의 적정 체중을 알자

제대로 된 건강한 다이어트를 하려면 적절한 목표 체중을 정하는 것부터 시작해야 한다. 너무 높게도 낮게도 아닌 적정한 몸무게를 정하는 것이 중요한데, 대개는 키를 기준으로 '표준 체중=(신장-100)×0.9'라는 공식을 따른다. 혹은 자신이 가장 건강했을 때의 몸무게를 기준으로 정하는 것도 한 방법이다.

그런데 실제 비만 치료를 하다 보면 목표 체중을 제대로 정하는 것이 굉장히 어렵다. 키만을 기준으로 정하기에는 나이, 습관, 체질, 직업 등의 여러 가지 복잡한 변수가 있기 때문이다.

우선 나이만을 고려해서는 보통 성인(19~55세)은 목표를 약간 높게 잡는다. 이보다 나이가 어리거나 많으면 조금 낮게 잡는다. 그 다음은 성별이 있다. 미혼 여성이나 임신을 준비하는 여성들은 목표를 조금 더 높게 정한다. 이는 임신과 출산을 통해서 갑자기 체중을 많이 증가할 가능성이 높기 때문에 미리 대비를 하는 것이다. 그 외 질병이 있거나 특이 체질의 경우는 그에 맞게 조절한다.

그 사람의 평생 체중 변화 또한 중요한 요소다. 평생 마르게 살았던 사람이라면 조금 많이 빼도록 하고, 항상 통통하게 살았던 사람이라면 그에 맞게 정한다.

마지막으로 직업을 고려하는데 모델, 운동선수, 연예인, 항공 승무원, 서비스직 등 직업적으로 평균보다 마른 몸을 만들어야 되는 사람들은 그에 맞추어서 목표 체중을 조절해야 한다.

보통은 자기 욕심이나 방심 때문에 제대로 된 목표를 정하기 힘들다. 목표 체중은 체중 변화에 있어서 전환점(turning point)이 되기 때문에 목표 체중을 잘 정해야지 건강하게 살을 뺄 수 있고 다시 쉽게 살이 찌지 않게 된다.

비만 전문가의 실력은 이 부분을 보면 금방 알 수 있다. 오랜 경험과 제대로 된 실력이 있다면 환자들의 나이, 습관, 체질, 직업 등의 여러 변수를 판단해서 가장 효과적인 목표를 정해준다.

나의 경우는 일단 남성과 여성으로 먼저 구분한다. 성인 남자의 경우는 키에서 100을 뺀 수치를 최대 몸무게로 정한다. 가장 이상적인 것은 여기서 5를 더 뺀 것이다. 예를 들어 170cm의 남성이라면 최소 70kg까지는 만들어야 하며 65kg이 되면 이상적이라고 할 수 있다. 170cm, 몸무게 70kg이고 자신의 몸무게에 만족하고 있다면 전문가로서 다이어트를 권하지는 않는다.

여성의 경우는 변수가 매우 많다. 앞서 말한 키에 따른 표준 체중을 구하는 공식에 따라 계산하면 키가 165cm 여성의 경우 58kg이 표준 체중이지만 현실적으로 이 체중에 만족하는 젊은 여성은 거의 없다. 또한 출산 유무, 폐경 유무에 따라 목표 체중을 다르게 설정해야 한다.

이런 현실적인 요소와 변수를 감안하여 키가 165cm인 여성에게 내가 제시하는 평균 목표 체중은 20~30대이고 출산 전 여성이라면 50kg, 출산을 한 30대~40대 여성의 경우 55kg, 폐경을 했거나 55세 이후 여성이라면 60kg를 제안한다. 또 연예인이나 스튜어디스와 같이 직업적으로 마른 외모가 필요한 경우에는 45kg 정도다. 이 목표 체중을 기준으로 키 1cm에 체중 1kg로 생각하여 더하고 빼면 평균적인 목표 체중이 된다.

이와 같이 자신의 상황을 최대한 고려하여 적정 체중을 정했다면 이를 목표로 본격적인 다이어트를 시작하자.

따라 하자, 살 빠지는 사람들의 다이어트 습관

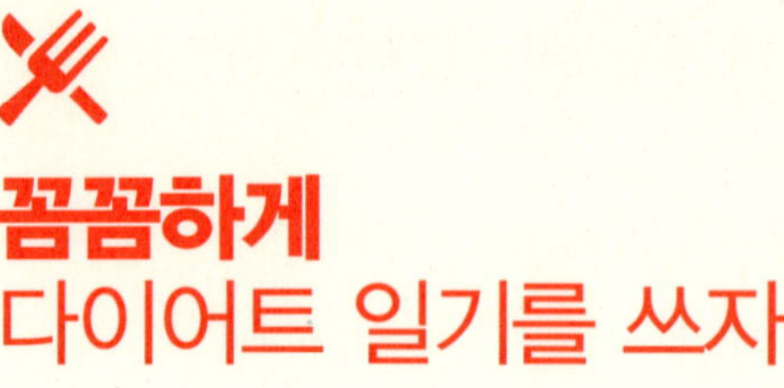

꼼꼼하게
다이어트 일기를 쓰자

초등학교 때 일기를 많이 써봤을 것이다. 나 역시 선생님과 부모님의 강압에 못 이겨 며칠 분을 한 번에 쓰던 기억이 있다. 특별할 것 없는 하루였는데 무엇을 써야 할지 몰라 연필을 질근질근 깨물며 고민하던 기억이 있다.

일기 쓰는 것이 얼마나 힘든 일인지는 잘 알지만 살을 빼기 원한다면 일기를 써야 한다. 일기 내용은 어디를 갔다, 무엇을 했다, 무엇이 좋았고 무엇이 안 좋았다가 아니다. 오늘 내가 무엇을 먹었는지, 얼마나 몸을 움직였는지 적고 스스로 깨닫는 것이다.

다이어트를 하는 많은 사람이 흔히 하는 말이 '나는 별로 안 먹는데 살이 자꾸 찐다', '다이어트 하느라 정말 밥은 한 숟가락도 안 먹었는데 살이 안 빠진다' 등이다. 이 말이 사실인지 아닌지 알아 볼 수 있는 것이 바로 일기 쓰기다.

사람들은 자기가 보고 싶은 것만 보고, 생각하고 싶은 것만 하는 습성이 있다. 그래서 실제 자기 생활을 제3자의 입장에서 보기보다는 자기만의 관점에서 자기합리화를 하며 본다. 운동선수에게 코치가 하는 것처럼 옆에서 꼼꼼하게 보고 하나하나 지적해줄 수 있는 사람이 있다면 좋겠지만 보통은 어렵다. 그래서 '다이어트 일기'를 써보도록 권하는 것이다.

일기 쓰기를 권하면 대개 4가지 반응이 나타난다. 첫째 '귀찮아형.' 큰 이유 없이 귀찮아서 그냥 안 쓰는 유형이다. 게으름을 온몸으로 보여주는 경우다. 이런 사람의 생활습관은 안 봐도 알 수 있다. 참고로 체중 감량이 참 어려운 유형이다.

둘째 '쪽팔림형.' 이 유형도 일기를 잘 쓰려고 하지 않는다. 하지만 이 경우는 이미 자신이 무엇을 잘못하고 있는지 알고 있다. 그래서 차마 글로 못 쓰는 유형이다. 이 유형은 조금만 노력하고 자기가 알고 있는 부분을 조절하면 살을 뺄 수 있다. 그리고 안 좋은 습관이 있더라도 전문가의 도움을 받으면 쉽게 교정될 수 있는 상태다.

셋째 '고집불통형.' 자기는 이미 충분히 잘하고 있고 자기에게는 아무 문제도 없다는 유형이다. 그러니 굳이 일기를 통해 확인할 것이 없다는 것이다. 말이 안 통하기 때문에 치료도 어려운 유형이다.

넷째 '다이어트박사형.' 인터넷과 서적을 통해서 이미 다이어트

따라 하자, 살 빠지는 사람들의 다이어트 습관

의 고수가 된 사람들이다. 아주 꼼꼼하게 일기를 적는데 읽어보면 다이어트에 좋은 각종 음식과 운동을 다양하게 적은 경우가 많다. 다만 음식의 양은 많고 운동 시간은 적다.

고집불통형과 다이어트박사형은 둘 다 나름대로 자기 자신은 다이어트에 대해서 잘 알고 있다는 자신감을 가지고 있다. 하지만 큰 문제가 있다. 그렇게 잘 알고 있지만 정작 뚱뚱하다는 것이다.

고집불통형과 다이어트박사형은 전문가의 세심한 설명이 필요한 유형이다. 너무나 당연하게 알고 있는 상식 중에서 잘못된 의학 정보가 포함되어 있는 경우가 많은데 이런 것을 진실로 받아들여 제대로 다이어트를 못하는 상태다. 인터넷을 통한 의료 홍보가 이런 것을 부추긴 것인데 다른 유형보다 더 자세한 설명과 상담이 필요하다.

일기라고 매일 아주 오랜 시간을 들여 적을 필요는 없다. 처음에 3일, 그리고 살이 너무 안 빠질 때 다시 3일씩 적어서 분석을 하면 된다. 쪽팔림형과 같은 경우는 일기를 쓰면서 자기 분석이 끝나기 때문에 저절로 살이 빠지는 경우도 흔히 있다.

다이어트 일기를 쓰는 목적은 잘못된 생활습관을 교정하는 것에 있다. 서술형으로 일기를 쓰는 것이 힘들다면 다음과 같이 생활습관 차트를 만들어 기록해보자. 이를 작성할 때는 하루 종일 먹은 음식의 종류와 양을 최대한 꼼꼼하게 적어야 한다.

생활습관 차트

날짜	내가 먹은 것	내가 한 일
8월 5일	**8시:** 물 한 잔, 우유 한 잔, 사과 1/6 조각 **12시:** 잔치국수 한 그릇, 김치 6조각, 맹물 두 잔 **13시:** 블랙커피 한 잔 **17시:** 물 한 잔 **18시:** 볶음밥 9숟가락, 샐러드 한 접시, 김치 5조각, 포도 10알, 물 한 잔	• 1시간 동안 청소 • 성당까지 1시간 걸어감 • 마트까지 30분 동안 걸어감 • 30분 동안 장 봄
8월 6일	**8시:** 닭 가슴살 2조각, 브로콜리 4조각, 귤 3쪽, 물 1잔 **12시:** 플레인 요구르트 1개, 계란흰자 1개, 물 1잔 **14시:** 블랙커피 1잔, 아몬드 10개 **16시:** 물 1잔 **18시:** 단호박 3조각, 방울토마토 7개	• 출근해서 일함 • 퇴근할 때 30분 걸음 • 점심시간에 5층까지 계단 오름
8월 7일	**8시:** 물 2잔 **12시:** 고구마 1개, 녹차 1잔 **14시:** 저지방 우유 1잔, 당근 1조각 **18시:** 밥 3숟가락, 미역국 반 그릇 김치 2쪽	• 출근할 때 30분 걸음 • 출근해서 일함 • 퇴근하고 1시간 동안 요가 • 30분 동안 반신욕

따라 하자, 살 빠지는 사람들의 다이어트 습관

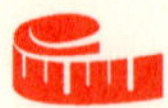

사진 속 내 살이
진짜다

테니스, 골프, 수영 같은 운동을 배울 때 초보자에게 가장 중요한 것은 자세를 바로잡는 것이다. 라켓이나 팔다리를 되는 대로 휘두르다가 폼은 엉망이 되고 실력은 전혀 늘지 않는다.

조금 엄한 코치를 만나게 되면 공은 건드리지도 못하고 물에는 들어가지도 못하고 폼만 주구장창 배워야 한다. 처음에는 너무 재미없고 답답하고, 꼭 이렇게까지 해야 하는지 신경질이 나기도 한다. 하지만 조금만 지나면 왜 이렇게 폼이 중요한지 알게 된다.

운동할 때 기본 폼은 그 운동을 오랜 시간 연구한 전문가들이 가장 효율적인 동작을 연구해서 만든 것이다. 그 폼 대로 하면 훨씬 효율적으로 운동을 할 수 있어 결과적으로는 뛰어난 운동 실력을 갖게 된다. 하지만 초보자에게는 낯선 동작일 뿐이다. 그 동작을 처음에 따라 하면 너무 어색하고 그대로 되지 않는다. 수백 번, 수천

번을 연습해 습관처럼 몸에 배도록 만들어야 한다. 그래서 전문 운동선수들은 꼭 비디오 분석을 한다. 자신의 자세가 어떤지 몸으로 느끼는 것과 실제로 보는 것은 큰 차이가 있기 때문이다.

사람의 자세와 모양 역시 바로 이런 오랜 습관의 결과다. 자신이 느끼기에 문제가 없는 생활 태도나 자세도 사진, 동영상 등을 통해 객관적으로 바라보면 자신이 알던 것과 다르다는 것을 느낀다. 이는 마치 내 목소리를 녹음기를 통해 실제로 처음 들었을 때의 충격과 비슷하다. 사람은 누구나 자기 목소리를 잘 알고 있다고 생각하지만 내가 듣는 내 목소리는 두개골을 통해서 듣는 소리이기 때문에 왜곡이 된 상태로 듣게 된다.

평소 자신의 자세와 습관 역시 마찬가지다. 지금 주머니 속 휴대전화기를 꺼내 책상이나 의자에 두고 평소 자신이 생활하는 모습을 찍어보자. 종종 거울로 보던 내 모습과는 완전히 다르다는 것을 느끼게 될 것이다. 동영상으로 찍힌 자신의 체형과 자세 그리고 행동 등을 자세히 관찰하면 자기가 잘못하고 있는 것이 무엇인지 정확하게 알 수 있다.

훌륭한 사람은 자기 자신을 되돌아볼 줄 아는 사람이다. 소크라테스는 '네 자신을 알라'고 했다. 모든 병은 자기의 생활습관에서 생긴 것이다. 자기에게 어떤 나쁜 습관이 있는지 찾을 수 있으면 병을 고치기가 훨씬 쉬워진다.

맹물을
마시고 또 마시자

다이어트 할 때는 물을 충분히 마셔야 한다. 하지만 간혹 나는 물만 마셔도 살이 찐다고 말하는 환자들을 만날 수 있다. 정말 물만 마셔도 살이 찔까? 결론부터 말하자면 물을 마신다고 살이 찌지는 않는다. 다만 부종이 쉽게 생기는 신장, 심장, 간장 질환을 갖고 있는 경우에는 부종 때문에 살이 찐 것처럼 보일 수는 있다.

물은 인체의 60%를 구성하는 아주 중요한 생명 유지 물질이다. 물이 없었다면 지구상에 생명체가 생길 수도 없었을 것이다. 이런 물을 충분히 섭취하는 것은 생명을 유지하는 데 아주 기본적인 요소다.

건강한 성인이 하루에 마시는 물의 양은 몸의 움직임과 체질적인 요인, 그리고 그 사람이 사는 환경에 따라서 다르다. 기본적으로 하루 동안 인체에서 소변, 대변, 호흡, 땀 등을 통해 체외로 배출되는 것이 약 1.6리터 정도다. 따라서 우리는 음식과 물을 통해 하루에 최소 1.6리터의 수분은 반드시 섭취해야 한다.

사람마다 식습관처럼 물을 마시는 습관이 다르다. 소변을 보는 방법에 대한 남녀의 차이로 인해서 남성은 화장실을 가는 것에 별로 신경을 쓰지 않는 편이지만, 여성은 화장실에 가는 것 자체를 스트레스로 받아들이는 경우가 흔히 있다. 예를 들어 남성은 등산 중에 요의를 느끼면 한적한 곳을 찾아 사람이 다니는 길을 등지고 볼일을 보면 된다. 그러나 여성의 경우는 사방이 막히고 또 용변을 보면서 뱀이나 벌레와 같은 것으로부터 스스로 보호할 수 있는 공간을 찾아야 한다. 이런 관습적인 행동이 몸에 배어 여성은 화장실에 가는 횟수를 줄이기 위해 남성에 비해 어릴 때부터 물을 적게 마시는 경향이 있다.

이런 여성들의 경향은 건강할 때는 별 문제가 되지 않지만 나이가 들수록 혹은 몸이 약해질수록 여러 문제의 원인이 된다. 첫 번째 피부의 노화를 촉진시키고 피부 트러블을 유발한다. 두 번째 요로감염을 유발한다. 물론 이것은 요로의 해부학적 차이로 인한 것이기도 하지만 수분 섭취의 부족도 한 역할을 한다. 세 번째 변비를 유발한다. 네 번째 수분 섭취 부족으로 몸속에 물을 오래 보관하기 위해 오히려 부종이 쉽게 유발된다. 다섯 번째 스트레스호르몬을

따라 하자, 살 빠지는 사람들의 다이어트 습관

처리하지 못해 화병(火病)이 남자보다 더 많이 발병한다.

응급실에 환자가 오면 가장 먼저 확인하고 위급 상황에서 생명을 유지하는 데 절대적으로 필요한 것이 산소 공급과 특히 수분 공급이다. 그만큼 물이 중요하다는 의미다. 만성적인 수분 부족도 많은 문제를 유발할 수 있다. 하물며 다이어트 중이라면 음식물을 통해 수분을 섭취할 수 없어 문제는 더 심각해진다.

몸속 노폐물의 배설을 돕기 위해서, 그리고 음식량이 줄어서 생기는 무기력감을 해결하기 위해서 충분한 수분 섭취는 아주 중요하다. 물을 충분히 마시지 않으면 다이어트에 의한 부작용이 더 심해지는 것을 흔히 볼 수 있다.

그럼 물을 얼마큼 마시는 것이 좋을까. 학자들 사이에 이견이 있기는 하지만 성인 기준, 평상시에는 1~1.5리터, 음식물로 수분을 섭취할 수 없는 다이어트 중에는 1.5~2리터 정도의 물을 섭취하는 것이 좋다.

물을 너무 많이 마시는 것도 좋지 않지만 2리터 정도의 물이라면 소변과 땀을 통해서 충분히 배설할 수 있다. 특히 땀을 통한 수분의 배출은 독소의 배출과 체중 감량에도 아주 큰 도움이 되기 때문에 다이어트를 할 때는 매우 권장하는 부분이다.

시래기와 미역을
사랑하자

인간은 생활환경에 따라 육식을 할 수도 있고 채식도 할 수 있는 잡식성이다. 과거에는 육류를 구하는 것이 힘들었기 때문에 주로 채식을 위주로 살아왔다. 특히 우리나라에서는 더욱 그랬다. 하지만 지금은 농업과 축산업의 발달로 마음껏 고기를 먹을 수 있는 시대가 되었다. 오히려 채소가 일부러 챙겨먹지 않으면 먹기가 힘든 음식이 되었다.

현대인들은 생활이 바빠지면서 외식이 잦아졌는데 밖에서 사먹는 음식의 대부분은 육류가 주재료다. 그러다 보니 육식의 증가로 인한 질병들이 늘고 있다. 직장암, 전립선암, 유방암 같은 종류의 암은 원래 우리나라에서 발병률이 높지 않았지만 최근 많이 증가했다. 그리고 육식을 위주로 하면서 비만과 고혈압, 당뇨, 대사증후군

따라 하자, 살 빠지는 사람들의 다이어트 습관

등 소위 성인병이 급증하고 있다. 이런 상황에서 채식에 다시 관심을 갖는 것은 당연하다.

채식을 하면 각종 미네랄과 항산화효소 같은 항노화 성분들을 섭취할 수 있어서 좋지만, 가장 중요한 것은 바로 섬유질을 섭취할 수 있다는 것이다. 섭취한 섬유질은 체내에서 다른 성분들과 함께 몸속의 독소를 배출시킨다. 그렇기 때문에 요즘과 같은 독소 전성시대에 꼭 필요한 영양소가 된다.

대부분의 채소에는 섬유질이 들어 있어 몸속의 독소를 배출시키지만 그중에서도 가장 좋은 것이 바로 시래기와 미역이다. 이 두 식재료 모두 옛날부터 즐겨 먹어왔지만 그 좋은 효과를 잘 모르는 경우가 많다.

보통 우거지와 시래기를 헷갈려 하는데 우거지는 배추의 잎을 말린 것이고, 시래기는 무청(무의 잎과 줄기)을 말린 것이다. 물론 둘 다 몸에 좋은 식재료이지만 약성이 있어서 약으로도 사용되는 것은 시래기 쪽이다. 무는 한방에서 나복(蘿葍, 萊菔)이라고 한다. 주로 무의 씨를 나복자라고 해서 약으로 쓰는데 뿌리와 무청도 연구 결과 기운을 내리고 담을 없애는 작용(下氣 消痰)이 있다고 한다.

시래기는 각종 비타민과 철분 칼슘이 많이 들어 있어서 빈혈과 골다공증에도 도움이 되고, 디아스타아제, 아밀라아제와 같은 소화효소들도 들어 있어서 소화 흡수에도 많은 도움이 된다. 또 대소변이 잘 배출되도록 도우며, 몸속의 나쁜 대사산물인 담(痰)을 없애준다.

안 좋은 음식을 먹어서 생긴 독성이나, 몸속에서 안 좋게 변한 독성을 빨리 배출시키는 효과가 큰 시래기는 특히 제면독(制麵毒)의 효과가 뛰어나다고 한다. 이는 오래된 밀가루를 사용하거나 밀가루 음식을 많이 먹어서 생긴 부작용을 해결한다는 의미다. 시래기는 이처럼 음식을 잘못 먹거나 많이 먹어서 생기는 문제를 잘 해결해주는 효과가 있기 때문에 요즘처럼 과식을 많이 하거나, 독소가 몸속에 많이 누적되어 있을 때 먹으면 좋은 최고의 해독 식품이라고 할 수 있다.

미역은 한방에서 '몸속에 생긴 덩어리(癭瘤 結核 疝瘕)를 없애주고 부종을 치료하며 대소변을 잘 배출시킨다'고 하여 독소를 배출시키는 효과가 뛰어나다고 나와 있다. 전통적으로 우리나라에서는 갓 출산한 산모에게 먹이는 풍속이 있는데 이는 매우 적절한 보약식이다.

미역은 칼슘과 철분, 요오드 같은 무기질과 비타민이 충분해서 산후 자궁의 수축을 도와주고 지혈작용이 있다. 부족한 피를 만들어주고, 상처의 회복을 돕기 때문에 산후에 특히 좋다. 또 미역에는 해조류 특유의 끈끈한 점액질인 알긴산이 많이 들어 있는데 이는 혈액 속의 지방을 배출시키도록 도와주고, 콜레스테롤 수치를 낮춰준다. 그리고 각종 화학적 공해물질, 중금속 등을 흡착 배출하기 때문에 해독 작용이 매우 뛰어난 식품이다.

따라 하자, 살 빠지는 사람들의 다이어트 습관

독소는 넘쳐서 정체된 것을 의미한다. 독약을 먹어서 체내에 독소가 있는 것이 아니라면 몸속의 독소는 먹은 것을 다 사용하지 못해 몸에 쌓인 것이다. 이런 독소를 배출시키면 혈액순환이 원활해지고 부종이 줄어들기 때문에 비만에 좋은 효과가 있다.

이렇듯 비만은 물론 각종 현대병을 예방할 수 있는 독소 배출에 가장 효과적인 두 가지 음식에 대해서 알아보았다. 평소에 그냥 먹던 음식이지만 의미와 효능을 알고 먹으면 더 맛있게 먹을 수 있을 것이다. 하지만 앞서 여러 번 말했듯이 어느 한 가지 음식이 좋다고 무조건 그것만 많이 섭취하는 것은 건강에 좋지 않다.

현재는 많은 사람들이 너무 육식에 치우치기 때문에 채식에도 조금 관심을 기울이자는 것이고, 그중에서도 이렇게 좋은 음식이 있으니까 골고루 적당히 섭취하자는 것이다.

지금 내 몸은 과거 내가 먹은 것이 무엇인지 보여주는 거울이다. 먹고 사는 대로 병이 생긴다. 지금부터라도 미래의 내 몸을 위해 먹는 것에 조금만 신경을 써보자.

허벅지·팔뚝에 자극을 주자

비만 진료를 오래하다 보니 진료실을 들어오는 환자의 체형만 봐도 어떤 체질인지 어떤 생활습관을 가졌는지 대충 감을 잡을 수 있다. 이때 체질이나 생활습관을 가늠하는 기준이 바로 부분 비만의 부위다. 살이 전체적으로 찐 비만도 있지만 허벅지, 팔뚝, 복부 등 특정 부위에 유독 살이 많은 부분 비만도 많다. 이런 부분 비만이 생기는 이유는 크게 두 가지다.

가장 큰 이유인 첫 번째 이유는 티고난 체질이다. 선천적으로 특정 부위에 살이 많은 체형으로 태어나고, 후천적으로도 그런 체형이 유지되도록 살면서 특정 부위가 유난히 발달해 부분 비만이 된 것이다.

두 번째는 생활습관의 문제다. 원래는 그렇지 않았지만 생활습관과 직업의 특징으로 특정 부위만 많이 움직이고 그와는 반대로 다른 부위는 거의 움직이지 않으면서 근육과 지방층이 불균형하게 발달해 부분 비만이 된 것이다.

우리 몸은 정직하다. 근력을 많이 쓰는 부위의 근육이 발달하고 골격도 벌어진다. 또 크게 움직이지는 않지만 꾸준히 움직이는 부위는 지방이 줄고 작지만 단단한 근육이 발달한다. 그리고 움직이지 않는 부위는 점점 근육이 줄어들고 지방이 쌓인다. 이런 부위가 바로 부분 비만이 심해지는 부위가 된다.

특히 인체는 위급할 때를 대비해서 에너지를 모아 두려는 경향이 있다. 이때 비상식량을 지방의 형태로 저장하는데 가급적 조용하고 안전한 부위를 선호한다. 비상금을 숨길 때와 마찬가지다. 그래서 움직임이 없는 부위를 찾아서 지방을 저장하는데 보통 복부, 엉덩이, 팔뚝, 허벅지 등이 바로 이런 조건에 제일 잘 맞는 장소다.

이런 특징을 잘 이해하면 여기서 부분 비만을 치료하는 힌트를 얻을 수 있다. 우선 생활습관에 의한 부분 비만은 평소 잘 움직이지 않아서 체지방이 조용하고 안전하다고 판단한 창고를 부수면 된다. 이때 가장 간단하고 주요한 방법이 운동요법이다. 특별한 운동이 필요한 것이 아니라 꾸준히 움직이면서 몸을 사용하면 된다.

다른 방법은 물리적으로 부분 비만 부위를 자극하는 것이다. 한번 부분 비만 부위를 치료했다고 하더라도 원래의 습관을 유지한다면 그곳은 또다시 조용하고 안전한 창고가 될 것이다. 창고가 조용하지 않도록 두드리고 마사지하는 등 끊임없이 자극을 주는 것이다. 이런 자극을 전문화한 것이 각종 마사지숍, 체형교정센터, 카복시주사, 지방분해침이다.

자극이 클수록 당연히 효과는 커진다. 하지만 제일 중요한 것은 자기 생활습관의 변화에 따른 지속적인 자극이다. 자극을 강하게 주어 일시적인 변화가 생겼다하더라도 원래대로 살면 몸은 금방 돌아간다. 생활습관 교정이 힘들다고 비용을 지불해 지속적으로 물리적인 자극을 주는 사람도 있다. 하지만 인체는 자극에 저항하고 대비하는 경향이 있기 때문에 어떤 자극도 처음처럼 강력한 결과를 얻을 수 없다. 즉 마사지, 카복시주사, 지방분해침으로 꾸준히 자극을 한다고 해도 시간이 지날수록 그 효과는 점점 약해진다는 것이다.

생활 속에서 지속적인 자극을 주어서 부분 비만을 조절하는 한의학적인 방법에는 한법(汗法)이 있다. 이는《상한론》이라는 의서에 나온 독소를 배출하는 한토하삼법(汗吐下三法) 중 하나로 쉽게 말하면 땀 빼기다. 워낙 오래된 역사를 가졌기 때문에 민간에서도 잘 알려져 있지만 이것을 제대로 응용하려면 사실 한약 처방을 함께 써야 한다. 하지만 한약을 쓰지 않아도 적당히 땀을 빼면 독소도 배출할 수 있고 부분 비만에도 효과가 있다.

땀은 99%가 물인데 뭔 독소가 빠지는 효과가 있느냐는 사람도 있겠지만, 이는 잘 몰라서 하는 말이다. 땀을 배출시키기 위한 인체

따라 하자, 살 빠지는 사람들의 다이어트 습관

의 전반적인 움직임과 과정 자체가 독소 배출에 도움을 주기 때문에 땀이라는 요소를 이용하는 것이다.

특히 부분 비만을 치료할 때는 자기가 원하는 부위에 땀을 더 내도록 땀복을 이용하면 좋다. 사용 방법은 간단하다. 상체 비만으로 고민한다면 상의만, 하체 비만으로 고민한다면 하의만 입고 활동하면 된다. 그럼 땀복을 입은 부위에서 더욱 많은 땀이 나며 자극이 되어 더 쉽게 살이 빠지는 경향성이 생긴다. 너무 간단한 얘기 같아 반신반의할 수 있지만 실제 체형관리센터에서 사용하는 기계의 원리가 바로 이것이다.

그럼 선천적인 체형이나 체질로 인한 부분 비만은 어떻게 해결할 수 있을까. 일반인들이 가장 쉽게 접근하는 것이 바로 지방흡입, 보톡스, 근육퇴축술 같은 것들이다. 강력한 효과가 있고 눈에 띄는 변화가 있지만 이런 방법은 너무 강력한 방법이라서 건강이 걱정된다. 당장 부작용이 보이지 않더라도 너무 인공적인 방법이기 때문에 인체의 균형이 깨져 다른 문제가 발생할 수도 있다. 한의학에서는 이런 부분을 체질의학적인 관점과 '귀경(歸經)'이라는 이론으로 접근한다.

귀경은 '어느 경락으로 돌아간다'는 뜻으로 한약의 특성을 설명하는 본초학(本草學) 용어다. 약재가 어떤 경락과 어떤 장부에 주로 작용하는 목표 장기(Target Organ)가 있다는 의미다. 그래서 특정 한약을 잘 사용하면 불균형이 심한 곳에 약효를 집중할 수가 있어 부분 비만을 치료하는 데 응용할 수가 있다.

사상체질에 따라 태음인은 복부가, 소양인은 어깨 및 상체가, 소음인은 엉덩이 및 하체가 발달되기 쉽다. 태양인의 경우는 상체와 얼굴이 특별히 더 발달하는 체형이지만 실제 진료실에서 태양인을 만나는 경우는 거의 없다. 체질의학에서 말하는 체질은 고정불변한 상태가 아니다. 어떤 체질을 타고 났더라도 인체의 균형이 잘 맞으면 체질 성향이 강하게 나타나지 않고 균형적으로 보인다. 그런데 어느 한 체질의 성향이 너무 외곬으로 심해졌을 때 균형이 깨지고 문제가 생기는 것이다.

건강한 태음인은 복부 비만이 심하지 않다. 복부 비만이 심한 태음인은 인체의 불균형 상태인 것이다. 이를 바로 잡아주면 그 체질 안에서 가장 건강하고 예쁜 체형으로 되돌아온다.

결론적으로 부분 비만을 해결하기 위한 여러 가지 시술과 약물 치료가 있다고 하더라도 제일 중요한 것은 지속적인 자극을 줄 수 있는 생활습관의 교정이다. 내가 그런 체형으로 살고 있는 기본적인 이유가 내 생활 속에 있기 때문에 다른 방법으로 치료하는 것에는 한계가 있다. 결국은 자기 자신을 다시 되돌아보는 것이 제일 핵심이다.

따라 하자, 살 빠지는 사람들의 다이어트 습관

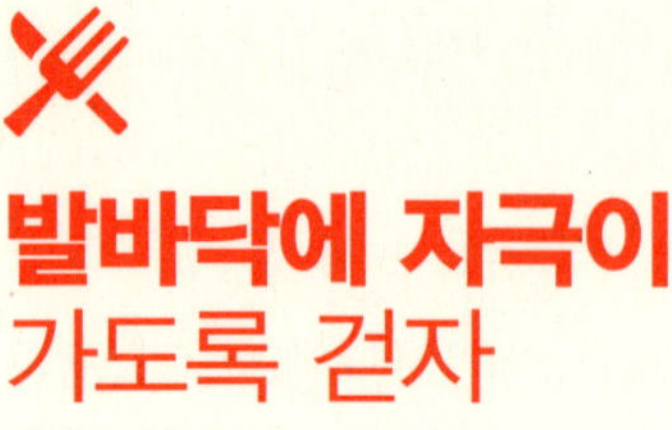

발바닥에 자극이
가도록 걷자

요가, 헬스, 필라테스, 에어로빅, 수영, 골프, 줄넘기, 훌라후프, 댄스
스포츠, 스쿼시, 테니스, 배드민턴 등등 세상에는 많은 운동이 있다.
다이어트 할 때 어떤 운동이 제일 좋을까?

보통 운동은 힘이 들고 숨이 차서 오래 지속할 수 없는 운동인 무
산소 운동과 편안한 호흡을 지속하면서 할 수 있는 운동인 유산소 운
동으로 나눌 수 있다. 보통은 비만 환자에게 유산소 운동을 권한다.

유산소 운동은 숨이 많이 차지 않기 때문에 큰 힘을 들이지 않고
몸속으로 산소를 최대한 공급한다. 이를 통해 심폐기능이 좋아지고,
혈관이 튼튼해지는 효과가 있다. 규칙적으로 오래 하면 고혈압, 당
뇨, 고지혈증, 동맥경화 등 성인병을 예방할 수 있다. 수영, 에어로
빅, 자전거 타기, 조깅 등이 이에 해당하며 다이어트에도 많은 도움

이 된다. 또 신체 대사작용을 꾸준히 높이기 위해서 무산소 운동인 근력 운동을 병행하는 경우도 있다.

이것이 운동에 대한 일반적인 상식이지만 실제로 이대로 운동을 하는 것은 어렵다. 기초 체력도 있어야 하고, 여유 시간도 있어야 한다. 그리고 어떤 운동을 하든지 비용이 발생한다. 살을 빼기 위해 운동을 굳게 결심했다가도 이런 조건에 부딪쳐 지레 겁을 먹고 포기하기도 한다.

이제 내가 최고의 다이어트 운동법을 알려주겠다. 그냥 걸어라. 학생이라면 등하교 길에, 직장인이라면 출퇴근할 때, 주부라면 장 보러 갈 때 조금씩만 걸으면 된다. 별도의 시간을 할애할 필요도 없고 특별한 장소도 필요 없다. 운동화를 신고, 체육복을 입지 않아도 된다.

바빠서 밖에 나갈 시간이 1초도 없다면 그냥 제자리 걷기를 해도 된다. 러닝머신이나 스텝퍼 등 특별한 운동기구가 없다고 포기하지 말자. 러닝머신은 잘못하면 발목이나 무릎을 상하게 할 수도 있다. 그냥 편하게 하나둘 다리를 들어 올리며 제자리에서 걷자.

너무 간단해서 싱거운가? 건강을 위한 운동은 너무 거창하면 안 된다. 언제나 간단하고 손쉽게 할 수 있는 것이 중요하다. 간혹 운동을 아주 호사스럽게만 하려는 사람들이 있다. 비싼 장소에서 비싼 장비를 가지고 있어야만 제대로 된 운동을 할 수 있을 거라는 편견에서 벗어나자.

따라 하자, 살 빠지는 사람들의 다이어트 습관

운동의 강도가 너무 강하면 관절과 근육에 무리가 가고, 체력이 약한 사람은 몸살에 걸리기도 한다. 특별한 장소와 도구가 필요한 운동이라면 돌발 상황 때문에라도 매일 할 수가 없다. 운동 효과적인 측면과 지속성, 접근성이라는 측면에서 걷기보다 좋은 운동은 없다.

걷기에는 우리가 쉽게 생각하지 못한 측면이 있다. 우선 직립보행이라는 것은 그 자체가 인간만이 할 수 있는 아주 정교하고 복잡하면서 특별한 움직임이다. 그래서 걷는 것은 인간에게 가장 인간적인 운동이다.

그리고 부드럽게 지면과 충돌하면서 생기는 파동이 인체에 아주 좋은 효과를 만들어준다. 나는 이를 '중력충격파'라고 표현한다. 다리를 들어 땅에 딛는 과정은 몸 전체의 근육을 모두 사용해야 하며, 바닥에 딛었을 때 오는 충격은 내부 장기에 부드러운 마사지 효과를 주고, 심지어 두뇌까지도 자극하게 된다. 이 부드러운 충격파가 지속적으로 몸속으로 들어오면 흔히 제일 안 빠진다는 뱃살에 변화가 생긴다.

이렇게 걷기에 대한 예찬을 펼치면 많은 환자들이 눈을 반짝이며 물어본다. "그럼 어떻게 걷는 것이 좋은가요?", "얼마나 걸으면 좋을까요?" 간단하다. 그냥 편하게 걸으면 된다.

우리가 잘 알고 있는 국민체조나 혹은 자기가 알고 있는 스트레칭 동작으로 간단히 준비 운동을 하고 가볍게 걷기 시작하자. 특별한 목적이 없이 단순 건강을 위한 운동이라면 하루 30분 정도면 된다. 이틀에 한 번 혹은 일주일에 두 번은 어떻겠냐고 묻는데 매일 하는 것이 원칙이다. 특별한 일이 있어서 한 번 정도 쉴 수는 있지만 2~3일에 한 번씩 하는 운동은 그 효과가 많이 떨어진다.

체중 감량이 목표라면 시간을 좀 더 내야 한다. 30분 정도의 운동은 기본적인 혈액순환을 촉진하는 효과 정도밖에 없다. 체내 지방은 운동을 시작하고 30분 이후부터 빠지기 시작한다. 그래서 살을 빼려면 적어도 하루에 1시간 정도는 하는 것이 좋다. 물론 더 많이 해도 되지만, 2시간 이상 하는 것은 권하지 않는다.

내가 원래 운동을 좋아해서 평소에도 취미 생활로 운동을 많이 한다면 2시간 이상도 별 문제가 없다. 하지만 체중 감량을 위해서 운동을 하면서 처음에 너무 무리한다면 이것은 나중에 문제가 된다. 앞서 여러 번 강조했지만 체중 감량을 위해 필요한 운동은 지속성이 매우 중요하다. 처음 호기로운 마음에 2시간 이상 운동을 하더라도 지속힐 수가 없어 운동 시간을 줄이게 되면 살이 빠지지 않거나 다시 찔 수도 있다. 그래서 일상적으로 할 수 있는 시간인 1시간 정도를 이상적으로 본다.

팔을 강하게 흔들고 빨리빨리 걷는 것도 추천하지 않는다. 걷기를 할 때 너무 강도가 강하게 되면 쉽게 지치게 되고 지치면 운동

후 피로가 빨리 온다. 그럼 휴식 시간이 길어지게 되어 전체적인 대사 작용이 떨어지는 결과를 만든다. 그래서 숨이 많이 차지 않게 가볍게 하라는 것이다.

간혹 시간이 부족하기 때문에 강하게 짧게 하는 것이 효율적이지 않을까 하지만 오산이다. 거듭 말하지만 체중 감량 운동에서 중요한 것은 강도보다는 지속 시간이다. 물론 1시간 동안 하는 것이 제일 좋지만, 그럴 정도로 시간적 여유가 없다면 틈틈이 10분, 20분씩 해서 하루 총 1시간 이상을 해도 좋다. 제일 좋은 것은 '걸출', 즉 걸어서 출퇴근하기다. 대개 출퇴근할 때 걸으라고 하면 직장이 너무 가까워서 걷는 시간이 얼마 되지 않는다와 너무 멀어서 차로 이동하지 않으면 안 된다고 핑계를 댄다. 그런데 이 두 가지는 그야말로 핑계다.

직장이 가까울 때는 직선 코스로 가지 말고 조금 돌아서 출근하면 된다. 또 너무 먼 경우는 집과 탈 것(지하철, 버스, 자가용 무엇이든) 사이, 다시 탈 것과 직장 사이를 걸을 때 조금씩 더 걸으면 된다. 따로 시간을 내기가 힘드니 어차피 가야 하는 출퇴근길에 편한 신발로 준비해서 조금씩 더 걷자는 것이다. 이렇게 되면 누구나 시간 낭비 없이 효율적으로 운동을 할 수 있다.

처음 비만 치료를 할 때 환자에게 "그냥 걸으세요"라고 간단하게만 설명을 했다. 하지만 지금은 이처럼 아주 꼼꼼한 부분까지 설명

한다. 왜냐하면 사람은 핑계의 동물이기 때문이다. 다시 한 번 정리
한다. 그냥 편하게 걷자. 걷는 것이 습관이 되도록.

한방 다이어트

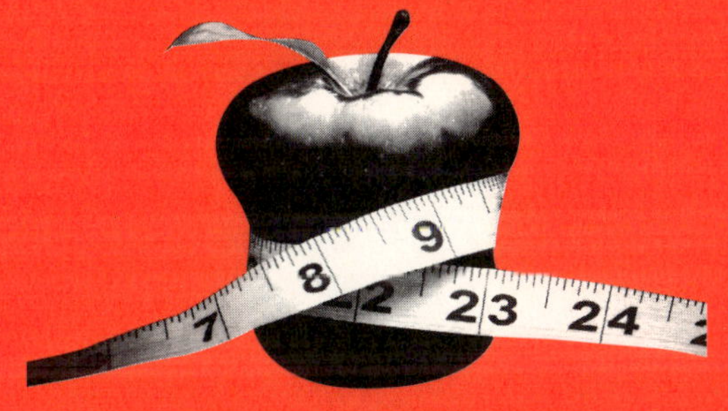

한방 비만 치료의
역사

몇 년 전 한 젊은 여성을 진료했을 때다. 그녀는 진료 중에 머뭇머뭇하더니 이렇게 물었다.

"제 삼촌이 한의학 계통의 일을 하고 계세요. 그런데 삼촌께서 말씀하시길 한의학에선 비만 치료라는 개념이 없고, 한약에는 살을 빼주는 약이 없다고 하시더라고요. 그런데 선생님은 어떻게 한방으로 비만을 치료하세요?"

질문을 하고 민망해 하는 환자와 달리 난 태연했다. 이런 종류의 질문을 받을 때가 종종 있기 때문이다. 먹고 살기 어려운 시절 한약은 주로 보약(補藥)을 의미했다. 밥맛이 좋게 하고 똑같이 먹어도 섭취한 음식의 영양분 흡수를 높여 몸을 건강하게 만들어주는 그런 보약 말이다. 그래서 어릴 때 너무 허약해 한약을 먹고 나니 너무 건강해지다 못해 뚱뚱해졌다고 한탄하는 경우도 있다. 이런 이유 때문에 한약으로 비만 치료를 한다면 의아해 하거나 혹시 건강을 해치는 이상한 약재를 쓰는 것이 아니냐는 의혹을 받는 경우도 있다.

국내에서 비만 치료가 각광을 받게 된 것은 1990년대 이후의 일이다. 그 전에는 비만이 사회적으로 문제가 되지 않았기 때문에 일반인들에게는 비만을 치료한다는 개념이 없었다. 하지만 한의학에서 비만에 대한 연구는 일반 사람들이 생각하는 범위를 넘어선다. 1631년 간행된 우리나라에서 가장 유명한 한의학 서적《동의보감》에는 다음과 같은 구절이 나온다.

穀氣勝元氣 其人肥而不壽 元氣勝穀氣 其人瘦而壽

瘦人多是血虛 肥人多是痰飮

肥人多濕 瘦人多熱

肥人多中風

凡消癉 肥貴人則膏粱之疾也 此人因數食甘美而多肥 故其氣上溢轉爲消渴

이를 번역하면 다음과 같다.

'자기가 가진 원기보다 과식을 하면 뚱뚱해지고 일찍 죽는다.

마른 사람은 혈허가 많고 뚱뚱한 사람은 담음이 많다.

뚱뚱한 사람은 습이 많고 마른 사람은 열이 많다.

뚱뚱한 사람에게 중풍이 많다.

당뇨병은 뚱뚱하고 신분이 높은 사람이 너무 기름진 음식을 많이 먹어서 생긴 병인데, 달고 맛있는 음식을 너무 많이 먹어서 비만해지고 그로 인해 기운이 흘러넘쳐서 당뇨병이 생긴 것이다.'

이처럼 400년 전 집필한 국내 한의학 도서에서 이미 영양 섭취 과잉에 대한 연구를 찾을 수 있었다. 그리고 그로 인해 당뇨병과 중풍과 같은 질병이 생긴다는 것을 알고 있었고 이를 진단하고 치료하는 방법까지 알고 있었다. 한 가지 더 놀라운 사실은 400년 전이 아니라 훨씬 더 전의 책들이다.

중국 진한시대(기원전 221~기원후 220년)에 만들어졌다고 알려진 현존하는 가장 오래된 한의학 서적 《황제내경(黃帝內經)》에도 뚱뚱하고 마름을 의미하는 비수(肥瘦)에 대한 개념이 정확하게 나온다. 뿐만 아니라 어느 지역 사람들이 어떤 생활습관으로 비만한지와 마르거나 뚱뚱한 사람들을 어떻게 진단하고 치료하는지에 대한 내용이 나온다. 이외에도 중국의 후한 말 장중경이라는 의사가 만든 《상한잡병론(傷寒雜病論)》에 나오는 처방은 오늘날의 한의사들도 참고하여 비만 치료 처방을 내릴 정도다. 이처럼 한의학에서 비만 치료 역

사는 길다.

1997년 FDA로부터 비만 치료제로 승인을 받아 유명한 약이 있다. 시부트라민 성분으로 국내에는 리덕틸, 슬리머 등으로 판매되었다. 하지만 2010년 이 약은 유럽과 미국에 이어 우리나라에서도 심장 발작과 뇌졸중 등 심각한 심혈관계 부작용으로 판매가 금지되었다. 불과 15년 만에 부작용 때문에 퇴출된 것이다. 이런 양약의 부작용 이야기를 듣고 한방에서 쓰는 약도 부작용이 있지 않을까 걱정하는 환자들이 있다.

한약의 역사는 몇 십 년이 아니다. 앞서 말했듯이 이천 년이 훌쩍 넘는다. 무려 이천 년 동안 임상에서 사용하면서 그 약재의 효과와 부작용을 연구한 것이다. 단순한 비만 약이나 식욕억제제가 아니라 몸의 전체적인 균형을 맞추고 안 좋은 부분을 하나하나 조절하면서 살이 빠지도록 하는 자연스럽고도 안정적인 치료법인 것이다.

정상적인 교육 과정을 마치고 국가에서 부여받은 한의사 자격증이 있는 한의사가 진료하고, 식약청에서 관리하는 안전한 한약재로 만든 한약이라면 비만을 치료하는 데 걱정할 필요가 없다.

한약의
효과

다이어트를 할 때 어떤 한약재를 쓰고 그 한약재는 어떤 효과가 있어서 치료가 되는 것일까. 한방 다이어트에서 사용하는 처방과 약재는 셀 수 없을 정도로 다양하다.《동의보감》에 나오는 처방을 모두 다이어트에 응용할 수 있을 정도다. 아니 도대체 어떤 효과가 있기에《동의보감》에 나오는 처방을 모두 다이어트에 응용할 수 있는 것일까. 이것을 이해하려면 다시 또 다이어트의 기본 상식을 얘기해야 한다.

덜 먹고 더 움직이기. 다이어트를 제대로 하기 위해서는 어떤 이유로 덜 먹는 것이 힘들어져 더 먹게 되고, 더 움직이기 힘들어져 덜 움직이게 되는지를 알아야 한다. 예를 들어 관절염 환자가 있다고 한다면, 관절염 때문에 무릎, 발목, 허리가 아파서 운동은커녕 움직이기조차 쉽지 않다. 그러면 당연히 살이 찌게 된다. 이런 경우 대강활탕(大羌活湯) 같은 관절염 치료 약이 다이어트 약으로 처방이 된다. 교통사고로 온몸에 멍이 들고 아파서 한 달째 입원 중인 사람이 있다. 누워서 먹고 치료만 받으니 살이 팍팍 찐다. 이때는 어혈을 빨리 없애주는 당귀수산(當歸鬚散)이 다이어트 약으로 처방이 된다.

이런 식으로 그 사람이 왜 더 먹고 덜 움직이게 되었는지를 찾아서 치료하는 것이 한방다이어트의 기본이 되기 때문에《동의보감》에 나오는 모든 처방을 다 다이어트에 응용할 수 있는 것이다.

그래도 주로 어떤 효과가 있는 약을 다이어트에 사용할까. 그 약들의 효과를 한번 분류해보겠다. 우선 크게 보사(補瀉)를 나눈다. 몸이 약해져서 부족한 부분이 생기고 이로 인해 더 먹고 덜 움직이게 되었다면 그것을 보충하는 보법(補法)을 쓰게 된다. 그리고 몸에 안 좋은 독소가 쌓여서 그것 때문에 더 먹고 덜 움직이게 되었다면 그것을 없애는 사법(瀉法)을 쓰게 된다.

보법에는 흔히 보약의 재료로 알고 있는 인삼(人蔘), 당귀(當歸), 녹용(鹿茸), 숙지황(熟地黃) 같은 약재에서부터 음식 재료나 먹거리로 사용되는 약재도 포함된다. 갱미(粳米)는 현미, 의이인(薏苡仁)은 율무, 소맥(小麥)은 밀, 교이(餃飴)는 조청, 대조(大棗)는 대추, 생강(生薑)은 말 그대로 생강, 건율(乾栗)은 밤, 봉밀(蜂蜜)은 꿀, 계자황(鷄子黃)은 계란노른자, 고주(苦酒)는 식초, 백주(白酒)는 식혜 등 셀 수 없을 정도로 많은 약재를 보법의 다이어트 약으로 쓸 수가 있다.

사법은 다시 크게 한법(汗法)과 하법(下法)으로 나누어진다. 한법은 땀을 통해서 독소를 배출시키는 방법으로 마황(麻黃)이나 계지(桂枝), 육계(肉桂)를 사용하고, 하법은 대변과 소변을 통해 독소를 배출시키는 방법으로 대황(大黃) 망초(芒硝) 지실(枳實) 후박(厚朴) 창출(蒼朮) 저령(猪苓) 같은 약재를 사용한다.

이러한 약재를 통해서 몸속에 부족한 것은 보충하고, 넘치는 독소는 없애며, 혈액순환을 원활하게 하면 몸이 균형을 갖추면서 '덜 먹고 더 움직이는' 상태가 만들어지게 된다. 그러면 자연스럽게 몸도 좋아지고 건강해지면서 살도 빠지는 건강한 다이어트가 되는 것이다.

한방 다이어트에서
주로 쓰이는 약재

한약으로 다이어트를 할 때 주로 사용되는 약재들에 대해서 알아보겠다. 각 체질별로 중요한 약재와 자주 사용하는 약재를 가나다순으로 정리하였다. 아래에 나열한 약재들은 꼭 다이어트에만 사용되는 것이 아니라 일반적으로 한의원에서 치료를 위해서 또는 보약을 위해서도 흔히 쓰이는 약재들이다. 이것들을 체질에 맞게 병증에 맞게 쓰면 다이어트에 도움이 되는 좋은 처방이 될 수 있다.

하지만 약이란 것이 모두 그렇듯이 잘 쓰면 약이고 잘못 쓰면 독이 된다. '이런 약재를 끓여 먹으면 살이 빠지는구나'라며 집에서 스스로 만들어 먹겠다는 생각은 아예 안 하는 것이 좋다. 주변에서 쉽게 구할 수 있고 약성이 약한 것도 있지만 강한 약성으로 잘못 먹으면 몸에 독이 되는 약재도 있다.

여기에 약재를 소개하는 이유는 환자들이 보통 탕의 형태로만 보는 한약이 어떤 재료를 바탕으로 어떤 효험을 위해 만들어졌는지 보다 입체적으로 설명하기 위함이다. 상식적인 선에서 이해하고 직접 만들어서 먹고 싶다면 가까운 한의원에서 자기 몸의 병증과 체질을 확인하고 처방받도록 하자.

갈근(葛根)

葛根　主治 項背强也 旁治 喘而汗出

'만수산 드렁칡'이라고도 할 정도로 여름이면 온산을 넝쿨로 뒤덮는 칡의 뿌리다. 좋은 약재로 쓰이는 칡은 가을에 충분히 영양분을 흡수해서 뿌리로 저장해 놓은 것을 겨울에 채취한 것이다. 땅속을 뚫고 들어가는 힘이 정말로 대단해서 그냥 파내기가 매우 어렵다.

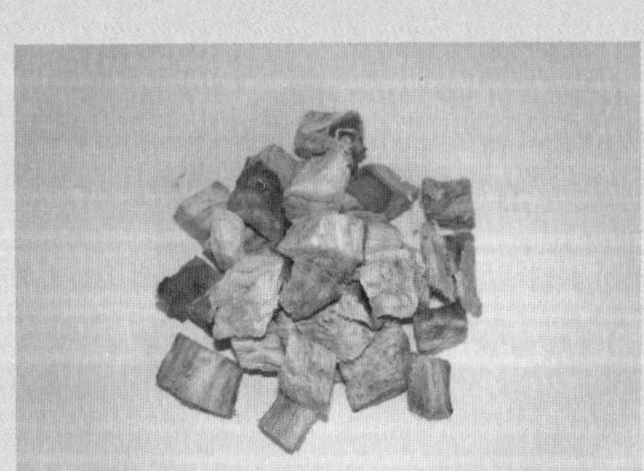

요즘은 포크레인이나 기중기를 이용해서 채취할 정도다. 잘 말리면 흰 가루가 날릴 정도로 전분이 많다. 처음에는 쌉쌀하지만 나중에는

단맛이 난다. 너무 쓴맛이 많이 나는 것은 품질이 좋지 않은 것이다. 즙을 내서 먹기도 하며 예전에는 보릿고개 때 캐서 먹기도 했다. 지금도 식재료로 사용하는데 가장 대표적인 것이 여름에 자주 먹는 칡냉면이다.

태음인(太陰人)에게는 몸의 겉이 차가워지는 표한증(表寒證)과 몸의 속이 뜨거워지는 이열증(裏熱證)이 있다. 갈근은 그중 몸속이 뜨거워지는 이열증을 치료하는 가장 중요한 약재로 사상체질을 전문으로 하는 한의원에서는 아주 다양하게 쓰이는 한약재다. 특히 주독(酒毒)을 잘 풀어주기 때문에 술로 인한 병을 고치는 데 많이 사용되고, 그럴 때는 칡꽃인 갈화(葛花)를 쓰기도 한다. 그리고 후두부와 어깨, 등 쪽의 근육이 강하게 굳어 있는 항배강(項背强)을 치료하는 데 아주 효과가 좋다. 이런 현상은 스트레스와 잘못된 자세에서 주로 발생한다.

현대 사회는 그 어느 때보다 스트레스가 많은 시대고, 육체적인 노동보다는 정신적인 노동으로 안 좋은 자세를 오래 유지하는 사람들이 많다. 오랫동안 앉아서 사무를 보고 컴퓨터를 쓰거나, 스마트폰 같은 것을 오래 사용하게 되면 어깨 근육이 쉽게 뭉치는데 이런 현상이 지속되면 경추의 문제를 유발해서 일자목, 거북목, 목디스크가 발생한다. 갈근은 이런 경우에 아주 유용하게 사용되는 약재다. 비만도 스트레스가 원인인 경우가 많기 때문에 이열증(裏熱證)이 심하거나 목과 어깨가 안 좋은 비만 환자에게 아주 유용한 약재다.

계지(桂枝)

桂枝　主治 衝逆也 旁治 奔豚. 頭痛 發熱 惡風 汗出 身痛

카푸치노 위에 뿌려지는 향이 좋은 시나몬 가루, 이것이 바로 계지다. 육계(肉桂)나무의 어린 가지를 계지라 하고 줄기의 껍질을 계피(肉桂) 육계(肉桂)라고 하는데 같이 사용되기도 하고, 특별한 병증을 치료하기 위해서 구분되어 사용하기도 한다.

전통 음료인 수정과의 재료로 사용되어 우리나라가 원산지일 것이라고 생각하지만 원산지는 베트남이다. 그러니 수정과는 우리나라 최초의 퓨전 음료라고 할 수 있다. 베트남 북부지역인 엔바이(Yen Bai)에서 생산되는 것을 주로 사용하며 품질에 따라 YB1, YB2, YB3 등으로 구분된다. 한방에서는 해기(解肌)라는 표현으로 약효를 설명하는데 '몸과 살을 풀어준다'는 뜻이다. 몸을 따뜻하게 하고

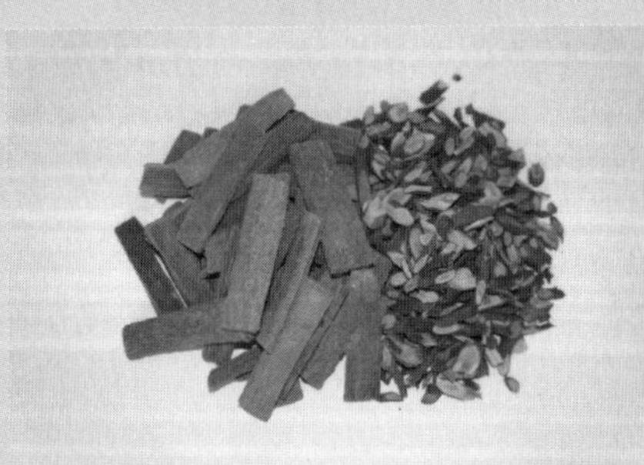

혈액순환을 촉진시켜 감기 몸살이나 두통, 수족냉증, 체력 저하 등에 다용되는 아주 좋은 약재다. 간혹 그 특유의 향을 싫어하는 사람도 있지만, 전통 음료로 만들어질 정도로 맛과 풍미도 좋아서 인기가 있는 약재 중에 하나다.

《상한론(傷寒論)》에 나오는 제일 중요한 처방 중의 하나인 계지탕(桂枝湯)의 주재료이기도 한데, 실제 계지탕의 맛과 구성은 수정과와 많이 비슷하다. 다른 나라에서는 좋은 약으로만 쓰이는 것을 음료로 즐기는 우리 선조들의 지혜를 엿볼 수 있다. 특히 계지는 분돈(奔豚)이라는 증상을 치료하는데 한자 그대로 해석하면 '달리는 돼지'다. 이를 현대적인 병명으로 보자면 폭식증이나 신경증 정도로 볼 수 있는 증상이다. 돼지가 달리는 이유는 먹이를 찾기 위한 것이니 적절한 이름이 아닐 수 없다.

체력이 약해서 운동을 하거나 무리하면 쉽게 몸살이 와서 운동량을 늘리지 못하는 경우에도 체력을 증강시켜주고 근육통을 치료하는 효과도 있다. 허약 체질을 개선하는 데 좋은 효과가 있기 때문에 어떤 경우에는 계지를 먹고 몸이 좋아지면서 식욕이 너무 증가되는 경우도 있으므로 복용에 주의해야 한다.

대조(大棗)

大棗　主治 攣引强急也 旁治 咳嗽 奔豚 煩躁 身疼 脇痛 腹中痛

대조는 대추나무 열매다. 웬만한 보약 처방에는 강삼조이(薑三棗二)라고 해서 생강과 같이 들어간다. 대추에는 비타민과 당분이 다량으로 들어 있다. 지금은 달고 맛있는 과일들이 많지만, 옛날에는 대추만큼 달고 맛있는 과일이 없었다. 그래서 감초(甘草)처럼 많이 쓰이게 된 약재다.

허약한 몸을 보하는 데 좋고, 특히 근육 활동에 영양물질을 공급하기 때문에 근력 강화, 근육 보호의 효과가 크다. 그리고 근육의 긴장을 풀어주면서 신경의 긴장도 같이 풀어주는 효과가 커서 히스테리나 신경증에도 사용된다. 그래서 비만 치료에 있어서 계지에서 설명한 분돈도 치료하고, 다이어트로 예민해진 신경도 안정시키고, 부족한 근력을 보충시키면서 편안하게 살이 빠지도록 도와준다.

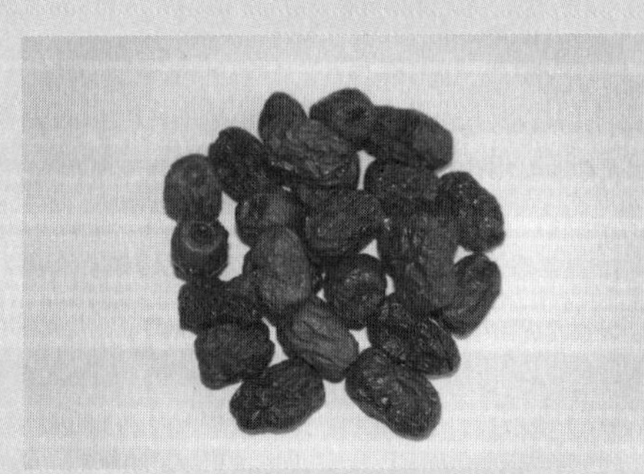

일반 과일보다 낭분이 많기 때문에 과량을 섭취하면 오히려 식체(食滯)를 유발해서 소화불량이 생기고 이빨을 썩게 만든다. 당연한 애

기지만 몸에 좋다고 많이 먹으면 오히려 살이 찔 수 있다.

대황(大黃)

大黃　主治 通利結毒也 故能治 胸滿 腹滿 腹痛 及便閉 小便不利 旁
治 發黃 瘀血 腫膿

대황은 자극성 설사약에 속하는 약재다. 먹으면 배가 아프고 설사
를 하게 된다. 배가 아프고 설사를 유발하는 약재를 약으로 사용하
는 이유는 바로 독소의 배출을 위해서다. 《상한론(傷寒論)》에 나오는
인체의 독소를 배출시키는 세 가지 방법인 한토하삼법(汗吐下三法)
중 하법(下法)에 가장 중요한 약재가 대황이다.

위장관에서 소화 흡수가 잘 안 되고 정체되는 것이 있거나 몸속
의 독소를 대변을 통해서 배출시켜야 된다고 판단될 때 투여되는
약이다. 정확한 진단하
에서 복용하면 대변이
시원하게 잘 나오고 몸
이 상쾌해지며 몸속의
독소가 배출되면서 혈
액순환이 원활해진다.

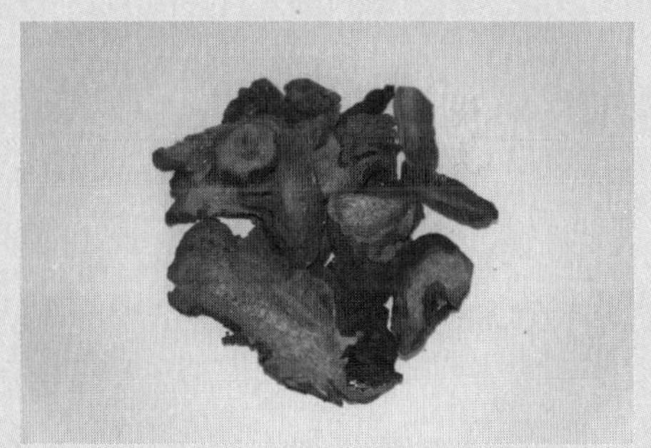

잘만 쓰면 여러 가지 질병을 고칠 수 있는 아주 효과가 좋은 약재다. 하지만 정확한 진단 없이 무분별하게 복용하면 심한 복통과 설사로 고생을 하며, 장기간 복용하게 되면 대장의 상피세포가 검게 착색되는 대장흑색증이 발생한다.

한때 동규자, 센나 같은 사하제가 숙변을 배출시키고 부종을 빼준다고 다이어트에 응용된 적이 있다. 하지만 단순한 대변 배출과 부종 제거는 다이어트에 도움이 안 된다. 부작용이 강한 약재이므로 꼭 한의사의 처방하에 복용하는 것이 좋다.

도인(桃仁)

桃仁 主治 瘀血 小腹滿痛 故兼治 腸癰 及婦人經水不利

도인은 복숭아의 씨앗이다. 약으로 쓰는 것은 야생 산복숭아의 종인(種仁)으로, 살구씨인

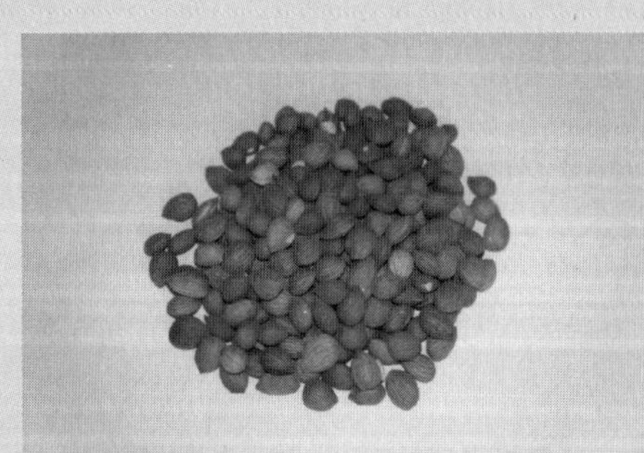

행인과 비슷하게 생겼지만 효과는 완전히 다르다. 몸속에 생긴 어혈을 풀어주고, 자궁이나 난소 그리고 아랫배

부분에 생기는 각종 양성, 악성 종양 등과 같은 덩어리를 없애는 효과가 있다. 직접적으로 지방을 분해하거나 식욕을 줄여주는 효과는 없지만 어혈을 풀어주기 때문에 여자들의 하복부 어혈과 자궁의 문제를 해결하는 데 탁월하다.

자궁 근처의 하복부에 혈액순환이 잘 안 되면 생리통, 변비, 복부 냉감(冷感) 등이 잘 생기고 아랫배가 많이 나와서 보기 싫은 '똥배'가 된다. 도인은 이 부분에 직접적으로 작용하기 때문에 복부 비만 특히 하복부 비만에 좋은 효과가 있다.

그리고 남자들은 이해하지 못하는 여자들만의 문제인 생리전증후군(PMS, Premenstrual Syndrome)에도 효과가 있다. 생리전증후군은 다양한 형태로 나타나는데 가임기 여성의 2/3 이상이 한 번은 경험을 하고, 10% 정도는 일상생활이 어려울 정도로 심한 증세가 나타나기도 한다. 주로 생리 시작 일주일 전부터 생겨서 심한 경우는 생리가 끝나도 지속되기도 한다. 복통, 두통, 몸살, 부종, 불면, 불안, 긴장, 초조, 폭식 등의 증상이 나타나고, 멀쩡한 사람에게 갑자기 생리 기간에 도벽이 나다기도 힌다.

이 중에서 다이어트와 관련하여 가장 주의 깊게 볼 부분은 폭식과 부종이다. 생리 주기에는 갑자기 식욕이 확 올라오고 몸이 붓고 살이 찌는 경향이 있다. 이런 증상은 생리 후에 풀어지기도 하지만 심한 경우에는 풀어지기 전에 또 폭식하고 붓고 살이 찌는 것을 반복해서 심각한 비만으로 이어진다. 바로 이 증상에 도인이 좋은 효과가 있다.

물론 도인만 가지고 치료가 되는 것은 아니지만, 한의학적으로 정확하게 진단해서 도인을 잘 응용하면 생리전증후군도 치료가 되고 생리 때만 되면 살이 찌는 것도 치료할 수 있다. 생리 문제는 여자가 당연히 겪는 일이니까 그냥 참고 살아야 된다고 생각하는 분들이 많이 있다. 하지만 이 역시 반드시 고쳐지는 병이므로 꼭 치료하는 것이 좋다.

마황(麻黃)

麻黃　主治 喘咳水氣也 旁治 惡風 惡寒 無汗 身疼 骨節痛 一身黃腫

마황은 중국 내몽고 자치구와 중앙아시아의 춥고 건조한 지역에서

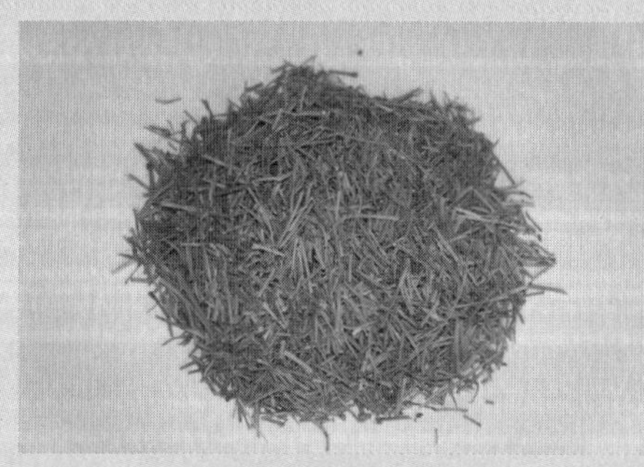

주로 나는 약재다.《상한론》에 나오는 '마황탕(麻黃湯)'을 기준으로 해도 이천 년 이상 사용된 중요한 약재다. 주 효능은 발한(發汗)작용을 통

해서 외사(外邪 안 좋은 바깥의 기운)를 쫓아내고, 평천(平喘)작용을 통해서 호흡기계통의 질환을 치료하는 것이다. 특히 천식과 알레르기성 비염에 아주 효과가 좋고 관절통, 근육통에도 응용되는 좋은 약재다.

우수한 효과 때문에 약리학적인 연구도 일찍이 이루어져서 1888년 일본 동경대 교수인 나가이 나가요시(長井 長義)에 의해 주성분인 에페드린(Ephedrine)이 추출되었다. 그 이후로 마황의 주성분인 에페드린과 슈도에페드린은 일반 감기약과 기침약, 천식약으로 많이 사용되고 있다. 즉 나는 평생 한약을 먹어본 적이 없다고 하는 사람도 감기약을 먹어본 사람이라면 마황을 한 번쯤 먹어봤다는 얘기가 된다.

마황은 교감신경 항진 기능과 호흡기계통을 치료하는 효과가 있어서 비만에도 응용이 된다. 살이 쪄서 늘 처지고 늘어지는 등 교감신경이 저하된 경우에 심폐 기능을 활성화시키고 활력을 주어 몸속의 에너지를 소모하도록 유도한다. 하지만 약이기 때문에 좋은 효과가 강하면 나쁜 효과도 있는 법. 과도한 양을 사용하면 교감신경이 너무 항진되어서 가슴 두근거림, 구토, 혈압 상승, 불면 등의 부작용이 생길 수 있다.

시중에서 불법적으로 제조되는 다이어트 약 중에서 에페드린을 함부로 사용하는 경우가 있다. 에페드린으로 만든 다이어트 약을 먹고 간혹 살이 잘 빠졌다고 좋아하는 사람도 있지만, 대부분 요요 현상으로 다시 살이 많이 찌고, 이후에는 다른 다이어트를 해도 살이 잘 안 빠지는 몸이 된다. 물론 부작용으로 다 먹지도 못하고 고생만 하는 경우도 많다. 그래서 전문가가 처방한 약이 아닌데 살이 너무 잘 빠지는 약이다라고 하면 한 번 의심해봐야 한다.

그러면 마황을 다이어트에 사용하는 것은 무조건 위험한 것일까? 그것도 잘못된 생각이다. 환자의 몸 상태를 확인하고 전문가의 진단에 의해서 사용한다면 문제가 없다. 마황은 체질과 병증에 대한 적응증이 연구되어 있기 때문에 전문 한의사의 진단을 통해서 처방받았다면 부작용 없이 아주 좋은 효과를 나타내는 경우가 대부분이다.

마황에 대해서 걱정하는 사람들 중에 마황에 마약 성분이 있다고 하는 경우가 있다. 그러나 마황은 향정신성의약품이 아니다. 이런 얘기가 나오게 된 것은 마황 자체의 성분이 아니라, 에페드린을 화학적으로 합성할 때 부수적으로 발견된 메스암페타민 때문에 생긴 오해다. 메스암페타민은 우리가 흔히 말하는 히로뽕이라는 마약이다. 전문가의 진단으로 처방받았다면 마황의 부작용에 대해 걱정할 일은 없다.

복령(茯笭)

茯笭　主治 悸 及肉瞤筋惕也 旁治 小便不利 頭眩 煩躁

복령은 구멍장이버섯과의 버섯으로 주로 소나무에 기생하는 균체(菌體)다. 죽은 소나무 뿌리 주변을 쇠막대기로 푹푹 찔러보면 찐득한 느낌으로 들어가는 곳이 있는데 거기에 복령이 있다. 붉은 색도 있지만 주로 흰색이 많다. 얇게 썰린 하얀 복령을 보고 일반인은 계란 껍질이라고 착각하기도 한다. 찹쌀가루와 같이 죽으로 끓여 먹기도 하는데 맛은 담백한 편이다. 위장을 부드럽게 보호하고 소변을 잘 나오게 하는 효과가 있다. 약성이 강하지 않기 때문에 누구나 먹어서 바로 반응이 오지 않는다. 이 약재의 가장 큰 특징은 진정 작용이다.

한방에서는 번조(煩燥)와 계(悸)를 치료한다고 하는데, 이는 조금만 긴장해도 가슴이 두근거리고 불안하며 손발이 떨리는 경우다. 교감신경계통이 아주 예민해서 남들과 같은 자극을 받아도 아주 예민하게 반응하고 놀라고 겁내고 짜증을 많이 내는 경우에 복령을 쓰

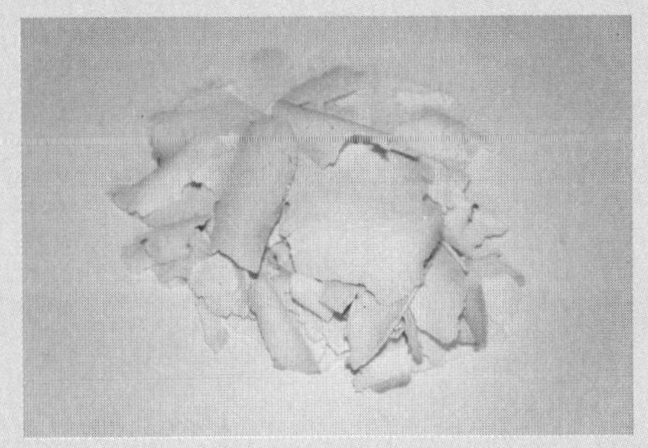

면 항진된 교감신경이 안정되면서 편안하게 된다. 커피의 카페인에 너무 예민하게 반응해서 커피를 못 마시거나, 너무 심한 긴장감으로 고생하는 사람들 중에 복령이 잘 맞는 경우가 많다.

복령 자체가 다이어트에 직접적인 효과는 없다. 하지만 예민하고 스트레스를 잘 받는 사람들이 지속적으로 스트레스 상태에 있거나 갑자기 심한 스트레스를 받게 되면 자율신경계통이 교란되어 우울증, 불면증, 폭식증, 공황장애 등이 발생하게 된다. 이럴 때 복령은 탁월한 효과를 나타낸다. 스트레스로 인한 폭식증을 해소시키고 몸과 마음을 편하게 만들어서 스스로 다이어트를 할 수 있는 상황을 만들어준다.

앞서 설명한 계지와 대조가 복령을 만나면 분돈(奔豚 달리는 돼지) 증상에 효과가 좋은 처방이 된다. 물론 모든 폭식증에 복령이 사용되는 것은 아니다. 과식으로 비만해진 경우는 폭식증이 아니다. 그냥 많이 먹는 것이다. 이런 경우에는 복령을 먹어도 식욕이 전혀 줄지 않는다. 자신의 상태가 복령으로 치료할 수 있는 폭식증인지 아닌지는 전문 한의사와 상의해야 알 수 있다.

석고(石膏)

石膏 主治 煩渴也 旁治 譫語 煩躁 身熱

반짝이는 흰색 돌인 석고는 황산칼슘수화물($CaSO_4 \cdot 2H_2O$)이 주성분인 광물성 약재다. 중국 호북성(胡北省) 응성(應城) 지역에서 나는 것이 가장 상품(上品)이고, 위열(胃熱)이 심해서 식욕이 항진되고 목이 심하게 마르고 입 냄새와 변비 증세가 심해지는 경우나 소양인의 이열증(裏熱證)에 다용된다.

몸에 열이 많고 대사가 항진되어서 생기는 여러 가지 증상을 치료한다. 열 자극에 악화되는 피부 질환과 불면증, 신경증, 갈증이 심해서 찬물과 음료수를 많이 마시고 음식을 많이 먹는 증상에 효과가 좋다.

몸에 열이 많아서 더위를 너무 싫어하고 더워지면 안절부절 못하고 답답해하며, 항상 목이 마르고, 식욕이 엄청난 대식가 스타일의 비만에 효과가 좋다. 추위를 잘 타고, 몸이 냉하며, 소화력이 약한 사람에게는 사용하지 않는다.

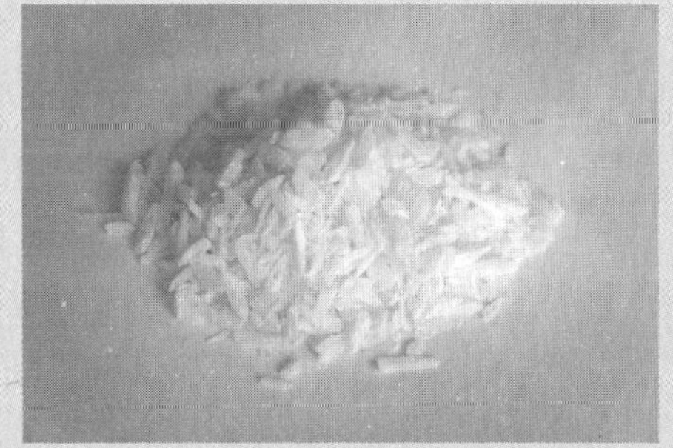

地黃　主治 血證 及水病也

털이 보송보송 난 보라색 꽃이 예쁜 지황은 수기(水氣)와 진액(津液), 정혈(精血)이 부족한 경우와 소양인의 여러 가지 병증에 다용되는 약재다. 여기서 수기는 인체에 필요한 수분을 통틀어 말하는 것이다. 진액은 관절액, 타액, 눈물과 같이 꼭 필요한 액체 성분을, 정혈은 피와 정액을 포함한 호르몬 성분을 지칭한다.

가공을 통해서 약성을 조절하는 포제법(炮劑法)을 통해 세 가지 형태로 사용된다. 날것을 그냥 사용하는 생지황(生地黃), 말려서 사용하는 건지황(乾地黃), 술을 넣고 쪄서 검은 색이 나는 숙지황(熟地黃)이 그것이다. 한의학에서는 약성 중에서 한열(寒熱)을 중요시한다. 보통의 약재는 한 가지 성질이지만, 지황은 포제법에 따라서 성질이 달라진다. 생지황일 때는 성질이 차고, 숙지황일 때는 성질이 따뜻해진다.

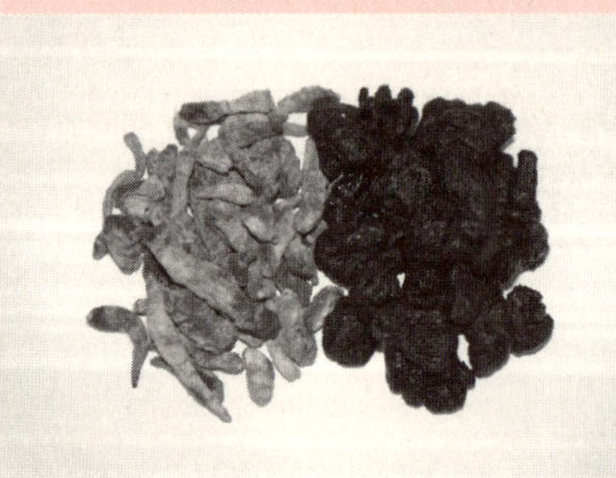

지황은 여성들에게 매우 좋은 약으로 알려진 사물탕에서도 제일 중요한 약재로 사용된다. 비만에 사용될 때는

절식에 의해서 생기는 진액 부족을 보충해주고 영양물질을 공급해서 포만감을 느끼게 하는 데 사용되며, 생지황의 경우 위열(胃熱)에 의해 생긴 과다한 식욕을 진정시킨다. 하지만 소화력이 약한 사람들이 복용하면 소화가 안 돼서 더부룩하고 체기를 만들 수 있기 때문에 주의해야 한다.

의이인(薏苡仁)

薏苡仁　主治　浮腫也

의이인은 우리가 흔히 알고 있는 율무를 말한다. 약으로 쓸 때는 속껍질을 벗기지 않은 현미 상태의 율무를 살짝 부셔서 사용한다. 제일 큰 효과는 부종을 조절해주는 것이다.

곡식이기 때문에 기본적으로 여러 가지 영양소가 균형 있게 들어있어 위장 기능을 돕고 영양을 보충하며 폐병을 치료한다. 거풍습(祛風濕)의 효과로 관절과 근골격계의 통증을 잘 치료하기 때문에 관절

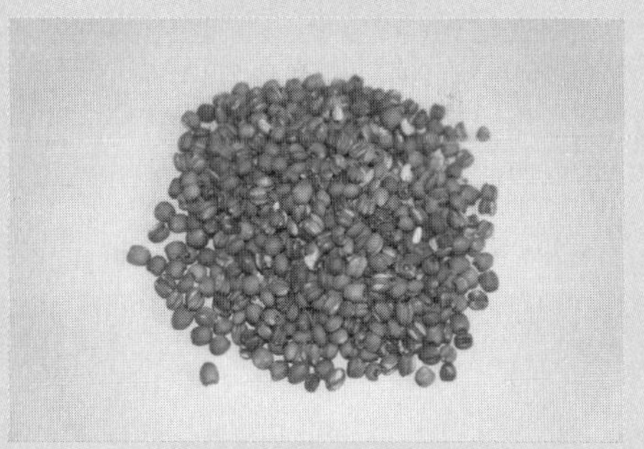

염에 응용되기도 한다. 미백 효과가 있어서 팩으로도 사용되고, 사마귀를 치료하는 데도 탁월한 효과가 있다.

다이어트에도 부종을 치료하는 효과와 몸속의 습한 기운을 제거하는 거습(祛濕)작용으로 태음인의 비만에 잘 응용된다. 하지만 한 가지 주의할 점은 아무리 항비만 효과가 있다하더라도 기본은 곡물이라는 점이다. 탄수화물을 비롯한 여러 가지 영양 성분들이 충분히 들어 있어 많이 먹으면 오히려 영양의 과잉을 초래할 수 있다. 뭐든지 많이 먹으면 살이 찌는데 율무도 예외는 아니다.

인삼(人蔘)

人蔘　主治 心下痞堅 痞硬 支結也 旁治 不食 嘔吐 喜唾 心痛 腹痛 煩悸

인삼은 가장 유명하고 효과가 좋은 한약재 중의 하나다. 건강기능식품법이 만들어지면서 가장 많이 판매되는 건강기능식품이 인삼 제품일 정도로 누구에게나 인기가 많고 효과도 좋은 약재다.

인삼은 원기(元氣)를 북돋고 오장(五臟)을 모두 보하지만, 그중에서 특히 비장(脾臟)과 폐장(肺臟)을 보하는 효과가 강하다. 임상에서는 기허증(氣虛證)과 소음인에 주로 사용되는 약재다. 체력 증강 효과가

뛰어나서 다이어트 중에 허약해
진 몸을 추스르는 데 도움이 되
고 면역력을 유지하는 데도 좋
다고 알려져 있다.

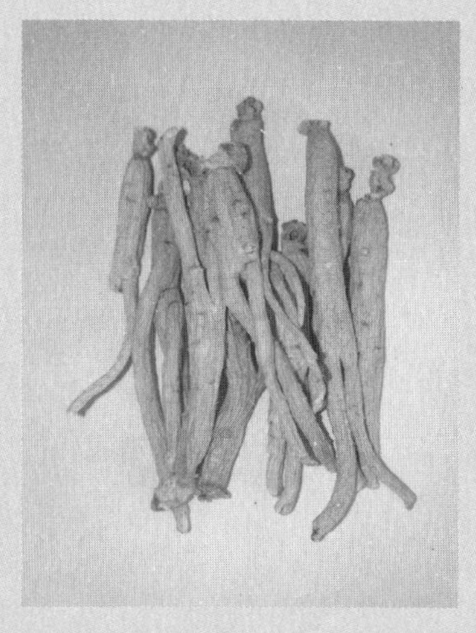

　사실 한의사로서 인삼에 대해
서는 할 말이 좀 많다. 물론 효
과가 좋은 약재임에는 틀림없지
만 건강기능식품으로 만들어지
면서 효과가 너무 과장되는 측
면이 있다. 마치 모든 체질에 다 맞는 전지전능한 만병통치약처럼
알려져 있는데 인삼에도 분명히 적응증과 부작용이 있기 때문에 정
확한 진단을 통해서 사용해야 하는 약재 중에 하나다.

　기허증(氣虛證)이 아닌 경우, 몸에 열이 많고 마르고 검은 수흑인
(瘦黑人)에 해당하는 사람이나 열이 많은 소양인에게는 발열감과 두
통, 현기증, 피부 트러블 등이 발생할 수 있다. 다이어트를 할 때도
오히려 체중 감량에 방해가 될 때도 많다. 이것은 인삼의 효능을 제
대로 알면 쉽게 이해가 된다.

　인삼은 비장(脾臟), 즉 소화기계를 건강하게 하는 데 아주 탁월한
효과가 있다. 위장이 나빠서 식욕도 없고 소화도 잘 안 돼서 영양의
흡수가 원활하지 않을 때 위장기능을 회복시켜 영양 섭취가 잘 되

도록 도와준다. 이렇게 잘 흡수된 영양이 전신의 각 장기에 원활하게 잘 보내지면 몸 전체가 활력을 되찾게 되고 면역력도 높아진다. 인삼 자체가 면역력을 무조건 높여주는 것이 아니라 이런 기전을 통해서 몸을 보하는 효과가 나타나는 것이다.

비만은 너무 많은 영양분을 섭취했기 때문에 생기는 문제인데, 먹는 것을 줄이는 다이어트를 하면서 인삼으로 영양분의 소화 흡수를 돕는다는 것은 뭔가 앞뒤가 맞지 않는 일이다. 실제로 다이어트 도중에 이상하게 살이 너무 안 빠져서 고전하던 중 평소부터 복용하던 홍삼 제품을 끊고 다시 살이 잘 빠지는 경우가 흔히 있다. 인삼을 다이어트에 응용한다면 굉장히 실력 있는 한의사다.

소음인, 허약 체질, 기허증이 있는 환자의 경우 체력이 너무 떨어져서 운동은 못하고, 부족한 기운을 먹는 것으로 보충하는데 체력은 좋아지지 않고 물살만 찌는 경우가 있다. 이때 인삼과 황기계통의 약재를 쓰면 기력이 생기면서 운동을 잘 하게 되고, 조금을 먹어도 필요한 영양분만 잘 흡수하기 때문에 체력이 떨어지지 않고 다이어트를 잘 할 수 있게 된다. 그 외의 경우에는 오히려 식욕이 올라가 더 많이 먹게 되면서 오히려 살이 찌게 된다.

또 홍삼의 경우 부작용이 없다고 많이 알려져 있다. 이는 약리학적인 면으로 보면 인삼의 강력한 효능이 열을 가해 익혀지는 과정에서 상쇄되어 나타나는 작용으로 간단하게 말하면 부작용이 적다면 그만큼 효과도 적은 것이다. 그럼에도 다소 그 효과가 과장되어 부작용이 없는 명약으로 널리 알려지면서 홍삼의 효과를 신봉하는 사람이 적지 않다.

그런 환자를 만나보면 마치 홍삼을 먹지 않으면 면역력이 약화되어 당장이라면 큰 병이 걸릴 것이라고 두려워한다. 그래서 비만을 치료하는 다이어트 중에도 홍삼을 복용한다. 그러나 앞서 말한 대로 인삼의 기능은 위를 보하는 것으로 홍삼도 그 범위에서 벗어나지 않는다. 밥을 잘 먹는 사람이 위의 기능을 보한다면 더욱 식욕이 생길 것이고 이는 다이어트 실패로 이어지게 된다. 자신의 몸 상태와 약재의 효능을 정확히 알고 복용하여야 할 것이다.

창출(蒼朮)

朮　主 利水也 故能治 小便自利 不利 旁治 身煩疼 痰飮 失精 眩冒 下利 喜唾

창출도 칡처럼 주변 어느 산에서도 쉽게 찾을 수 있는 식물이다. 국화과의 여러해살이 풀인 삽주가 창출인데, 잎 가장자리에 가시 같은 톱니가 돌려서 나 있는 특징 때문에 한 번만 제대로 알고 나면 다음부터는 산에서 쉽게 찾을 수 있다.

창출의 효과는 옛날 선조들이 집들이 하면서 하던 '벽사(辟邪)'의 풍속을 알면 이해하기 쉽다. 벽사란 '나쁜 기운을 몰아내고 물리친다'는 뜻으로 사찰의 입구에 있는 사천왕상, 경복궁에 있는 해태상, 집 안에 있는 호랑이 그림처럼 액운을 막아주는 의미를 가진다. 단순한 미신적인 측면만이 아니라 실용적인 의미도 있었는데 그것이 바로 삽주를 이용한 벽사다. 오래된 낡은 집이나 동굴 같은 곳, 또는 장마철에 집이 습하고 축축하면 곰팡이가 피고 벌레가 생기는 경우가 많다. 이럴 때 삽주를 태워서 그 연기로 집 안 곳곳을 소독하는 것으로 여러 가지 문제를 해결할 수 있었다.

창출은 몸속에서도 이런 작용을 한다. 사람의 생명에 가장 중요한 성분이 물이지만 수기(水氣)가 원활하게 순환되지 않고 정체되면 안 좋은 습(濕)이 된다. 습이 몸에 많으면 소화가 잘 되지 않고, 소변도 잘 나오지 않고, 담음(痰飮)이 생기고, 몸이 쑤신다. 창출은 거습(祛濕)효과가 아주 좋은 약으로 한여름 장마철 집안에 가습기를 돌린 것처럼 몸을 상쾌하게 만든다. 그래서 몸속에 습이 많아서 생긴 비만에도 창출을 응용해서 몸을 상쾌하게 만든다. 부종도 줄어들고 운

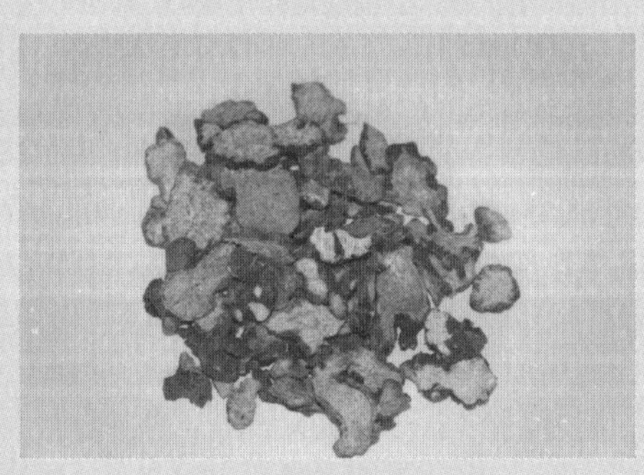

동하기에 몸도 편해지기 때문에 다이어트에 많이 쓰이는 약재다.

향시(香豉)

香豉　主治 心中懊憹也 旁治 心中結痛 及心中滿而煩也

향시(香豉)는 두시(豆豉)라고도 하는데, 향기 나는 메주(豉)라는 뜻이다. 콩으로 만든 것이 메주인데 그중에서 향기가 난다면 바로 청국장을 의미한다. 물론 약으로 쓰는 향시는 제조 방법이 다르다. 뽕나무잎과 개똥쑥을 끓인 물에 검은콩을 삶은 뒤 뽕나무잎과 개똥쑥으로 덮어서 발효시킨다. 검은콩의 해독 작용은 그대로 가지고 있으면서 감염성 발열 질환의 열을 내리고 스트레스로 인한 가슴 답답함을 조절해준다.

향시가 필요한 사람들의 특징은 스트레스에 민감하게 바로바로 반응하지 않는다. 웬만하면 그냥 모른 척 웃고 넘어가고 착하게 참는다. 그런데 그것이 쌓이고 쌓이면 아무리 속 좋은 사람도 가슴에 앙금

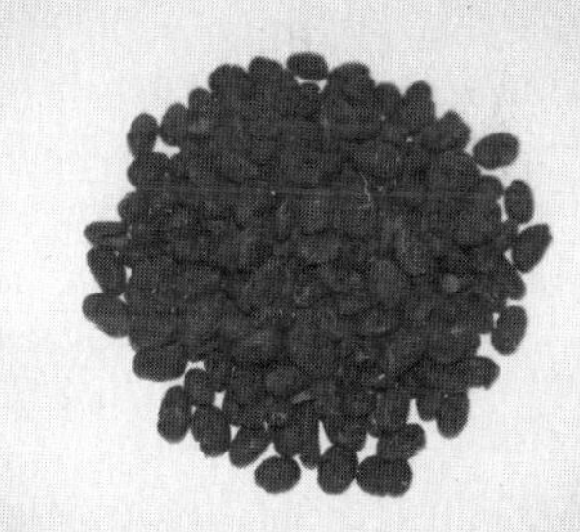

이 남아서 서서히 '오뇌(懊憹)'라는 증상이 생기게 된다. 가슴이 답답해서 두드리고, 가슴이 아프고, 잠도 안 오고, 말 못할 고민에 번뇌하며 혼자서 안절부절 못하는 증상이다. 많은 사람들이 결국 술에 의지해서 자신의 한풀이를 한다. 이런 오뇌의 증상이 있으면 당연히 다이어트는 제대로 할 수가 없다.

운동이나 다른 생활이 귀찮아지고 그냥 마시고 먹고 우울증 상태에 빠지게 되는데, 매일 술까지 마시니 몸도 지쳐가고 살도 점점 더 찌게 된다.

이럴 때는 참지 말고 소리도 좀 질러야 된다. 참는다고 해결되지 않으니 가슴 속에 담아두지 말고 확 내질러야 좋아진다. 그래서 좋아하는 노래를 큰 소리로 부르면 더 좋다.

그리고 향시를 쓰면 가슴이 시원해지면서 안정이 되고, 술에 의존하지 않아도 마음과 몸이 편안해진다. 마음의 병이 좋아지면 몸도 상쾌해지면서 운동도 하게 되고, 다이어트도 잘 할 수 있다.

행인(杏仁)

杏仁　主治 胸間停水也 故治 喘咳 而旁治 短氣 結胸 心痛 形體浮腫

행인은 살구나무의 씨앗을 말한다. 약으로 쓸 때는 단단한 겉껍질

속의 부드러운 알맹이
만 사용한다.

　행인은 재미있는 일
화가 있다. 옛날 중국
에 동봉(董奉)이라는 의
원이 있었는데 치료비

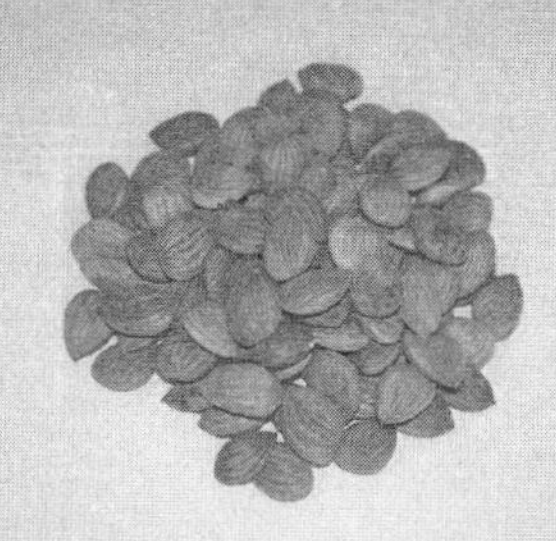

를 돈으로 받지 않고 뒷마당에 살구나무를 심게 했다고 한다. 몇 년
후에 살구나무가 숲을 이룰 정도로 울창하게 되어서 동봉은 살구를
팔아서 부자가 되고, 살구도 사람들에게 아낌없이 나누어주었다고
한다. 그래서 살구숲을 뜻하는 행림(杏林)은 의술이 훌륭한 사람이
나 의학계를 지칭하는 말이 되었다.

　행인은 호흡기계통에 아주 효과가 좋은 약재다. 가래를 없애고
기침을 멎게 하며 흉곽 부위에 정체된 독소를 잘 배출시키는 효과
가 있다. 호흡이 원활하게 되면서 숨찬 증상이 없어지고 심폐 기능
이 활성화되기 때문에 부종도 줄어들고 다이어트에도 좋은 효과가
있다. 하지만 행인은 아미그달린(amygdalin)이라는 청산 배당체가
들어 있어 독성이 있으니 임의로 다량을 복용하면 안 된다.

황기(黃芪)

黃芪　主治 肌表之水也 故能治 黃汗 盜汗 皮水 又旁治 身體腫 或不
仁者

한여름 더위 먹고 땀을 많이 흘려서 기운이 부족할 때 먹는 보양식
으로 삼계탕이 유명하다. 하지만 인삼의 쌉쌀한 맛을 싫어하거나,
인삼의 가격이 부담되거나 인삼 부작용이 있는 사람은 황기백숙도
훌륭한 보양식이 된다.

황기는 다년생 콩과 식물로 인삼과 함께 최고의 보기약(補氣藥)이
다. 인삼은 특유의 쌉쌀한 맛이 있지만 황기는 부드러운 단맛이 나
기 때문에 누구나 부담 없이 먹을 수 있다. 인삼 못지않은 약력(藥力)
으로 소음인에게는 꼭 필요한 약이며, 기력이 허해진 사람에게 두
루 쓰여서 기운을 보하는 좋은 약재다.

소변을 잘 나오게 하고 부기를 가라앉히며, 기운이 허해서 식은

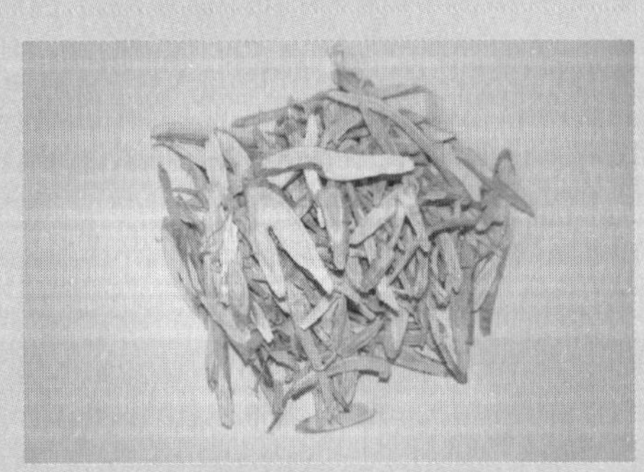

땀이 나오는 증상인 자한(自汗)과 도한(盜汗)을 멈추고, 잘 낫지 않는 상처를 아물게 하고 피부를 윤택하게 하는 효과가 있다. 다이어트 할

때 음식량을 줄여서 생기는 체력 저하와 운동 과다로 인한 피로를 회복시키고 원기(元氣)를 보충하는 효과로 다이어트를 중도에 포기하지 않도록 활력과 끈기를 만들어준다.

한약보다 더 중요한
상담 치료와 교육

건강한 사람이 살을 조금만 빼고 싶을 때는 어떤 방법을 선택하든
지 조금만 노력하면 쉽게 성공할 수 있다. 하지만 이런 경우를 제외
하면 혼자서 다이어트를 하는 것은 별로 권하고 싶지 않다. 특히 몸
에 특별한 병이 있어서 치료 중이거나, 나이가 너무 어리거나, 나이
가 너무 많거나, 직업적인 이유 때문에 정상 체중보다 살을 더 빼야
되는 경우, 특별한 이유 때문에 갑자기 살을 빼야 되는 경우, 지속적
으로 다이어트를 실패한 경우라면 혼자서 다이어트를 하는 것은 위
험하다. 이때는 정말 제대로 된 전문가를 만나는 것이 중요하다.

다이어트 산업이 발달하면서 살을 잘 뺄 수 있다는 상품은 기하
급수적으로 늘고 있다. 그러나 뭐를 먹으면 빠진다, 뭐를 하면 빠진
다라고 말만 하고 있지 실제로 왜 빠지는지, 빠지면서 생기는 문제

는 무엇인지, 왜 빠진 것이 유지되지 않고 또 찌는지, 그 사람 개개인의 문제는 무엇인지는 분석을 하지 못하고 있다. 그냥 상품을 파는 데만 집중되어 있다.

실제로 비만 치료를 해보면 그 사람마다 살이 찐 이유가 정말 다양하다. 물론 '많이 먹고 덜 움직여서' 살이 찐 것은 기본이지만, 왜 많이 먹게 되었는지, 왜 덜 움직이게 되었는지, 그리고 왜 그것을 고치지 못하는지는 모르는 경우가 대부분이다. 비만 치료에서 가장 중요한 것은 약도 아니고, 칼로리 조절도 아니고, 운동도 아니다. 바로 상담 치료와 교육이다.

내가 살이 찐 이유를 육체적, 정신적, 환경적으로 분석해주고, 그것을 고쳐서 생활습관이 교정될 수 있도록 끊임없이 상담해주는 것이 제일 중요하다. 그리고 잘못된 다이어트 상식을 제대로 알려주고, 다이어트 전의 원인과 문제, 다이어트 중의 핵심과 유의사항, 다이어트 후의 관리에 대해서 완벽하게 교육을 받는 것 또한 중요하다.

그냥 살을 빼는 것이 아니라 왜 살을 빼야 되는지, 어떻게 하면 잘 빠지는지, 왜 살이 안 빠지는지, 부작용은 무엇이고 어떻게 대처해야 되는지, 다이어트 후의 유지와 관리는 어떻게 하는지를 모두 다 정확하게 파악하지 않으면 곧바로 실패한 다이어트가 된다. 그래서 어떤 다이어트를 할지 선택하기 전에 이러한 상담과 교육을 충분히 해줄 수 있는 전문가를 만나는 것이 중요하다.

어떤 다이어트 상품이든지 결국은 보조적인 수단밖에 되지 않는다. 다이어트는 결국의 자기 자신과의 싸움이다. 자기 자신을 적으로 만나는 것만큼 힘든 싸움은 없다. 자신이 지치지 않고 자만하지 않도록 객관적으로 바라보고 평가하고 조언해줄 수 있는 사람이 필요하다. 제대로 된 지식을 바탕으로 성공으로 이끌어줄 수 있는 전문가를 만났다면 이미 당신의 다이어트는 반 이상 성공이다.